知ると得する歯科麻酔

―ようこそ！　歯科麻酔の世界へ―

大井久美子

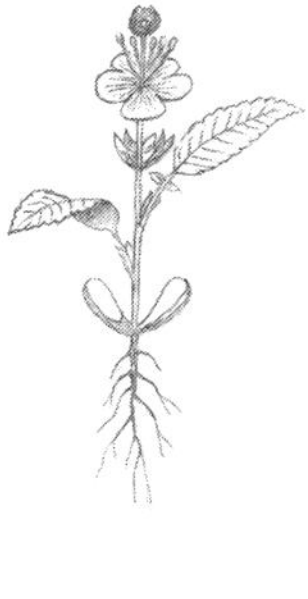

一般財団法人　口腔保健協会

扉のイラストは、ゲーテの「植物の原型と変態」の
概念に基づいて描かれたA. K. von Marilaunによる
『ゲーテの原植物』（一八八八）の図一部改変

はじめに

小学校の低学年の時、歯科治療で痛い目にあって以来、歯科医院は鬼門でした。両親のたっての希望で大学は歯学部に進学しましたが、歯学部の座学や実習にはほとんど興味が持てず、おまけに子どもの頃の嫌な体験がよみがえり、逃げ出したい気持ちをいつも押さえていました。思い返すとよく留年しなかったと冷や汗ものでした。歯科医師免許を取得してからも、歯科医師としての自分の道が見つからず、悶々としていました。

しかし、小児専門の開業歯科医院に就職して、少しずつ気持ちが変わっていきました。子どもが、私の治療に対して口を開けてくれたからです。成人の患者は、卒業したての女性歯科医師なんかに治療されたくないと顔に出す人も少なくありません。しかし、子どもは違いました。きっかけは一人の女の子でした。彼女は就学前で、小学生の二人の兄と定期的に健康診査に来ていました。お母さんは以前と同様に、時間はかかっても三人とも院長先生にみてもらいたいと思っているとわかりました。しかし、たまたま女の子を私が治療して以来、お母さんの願いもむなしく、彼女は素早く私の担当している診療台に座ってしまうのでした。治療も協力的で、私に向けた賢そうな目は今でも忘れられません。

また、ある男の子はたくさんむし歯があり、何回も通院しなくてはなりませんでした。彼のお母さんは、「片道2時間もかかるのに、この子がここなら通うというので仕方がない」とぼやいていました。

時には、「ピンポンパン体操」の歌を歌いました。重い心臓病を患い少しでも泣くと唇が紫色になるダウン症候群の女の子はこの歌が大好きで、歌っている間はおとなしく治療に応じ、時には歌詞の間違いまで指摘してくれました。彼女は私をみつけるとうれしそうに飛びついてきました。子どもが嫌がらずに（内心は嫌だったかもしれませんが、ほとんどの子が自分の足で歩いて診療台に座りました）治療を受けるのは、院長先生が長年築いた努力の結果で、私は便乗しただけですが、子どもたちが新米の私を一人前の歯科医師として認めてくれたことは望外の喜びでした。毎日診療室へ行くのが楽しくなりました。

「乳歯はどうせ生え変わるのだから、むし歯になっても放っておけばいい」という風潮が当時はありました。しかし、大事な成長期にむし歯のせいで食事が進まないのはあまり良いことではないし、さらにむし歯が進んで早期に抜歯となれば、永久歯が生えてくる隙間がなくなり、歯列不正の原因にもなります。「すべての子どもの歯を守る」と決心すると、自分の道が見え、歯科医師になって本当によかったと思えるようになっていました。知的障がい児の治療にもスタッフともども、汗だくになって取り組みました。しかし、抜歯は局所麻酔が効いていれば何とかできますが、水も音も出る切削器具は全身を使って拒否するので、危なくて使えないことも多く、細かい治療はなかなか思い通りにはいきませんでした。その時、全身麻酔の必要性をつくづく感じたのです。

麻酔を勉強したくて東京医科歯科大学歯学部歯科麻酔学講座の門を叩いた時はまだ、治療者（一般の臨床を行う歯科医師）のつもりでした。その後、麻酔が面白くなってしまい、ついに歯科麻酔科医となりました。

縁があって長崎大学歯学部に歯科麻酔科医として赴任し、10年後に運良く教授になることができましたが、思いもかけない苦労も多く、だんだん精神に変調をきたしました。そんな時、はっきりは覚えていませんが、口腔保健協会の藤沼　聡氏に声をかけてもらいました。「歯科研修医のための全身管理・麻酔マニュアル」というハンドブックを出版することになったのです。共同執筆者は小谷順一郎先生と野口いづみ先生の二人という少なさも私の希望でした。精神的には絶不調のどん底でしたが、執筆・校正に追いまくられながらも没頭することで、いつのまにか気分は晴れてきたのです。二〇〇一年、本ができあがったときのうれしさは忘れられません。大げさでなく、私は命を救ってもらったと思っています。ついで、二〇〇三年に、危機管理をベースにした「嚥下障害への対応と危機管理」を一戸達也先生、植松　宏先生、菊谷　武先生の共同執筆で出版しました。二〇〇四年にも、全身管理に必須な「歯科医師のためのモニタリング」を河合峰雄先生、小谷順一郎先生、瀬畑　宏先生、深山治久先生の共同執筆で出版しました。どの本も、私の考え・希望をすべて取り入れていただき、私の誇りであり財産です。歯科麻酔科医になって本当によかったと思います。

長崎大学が医科と歯科の病院を統合した時は、副病院長として医療安全を推進する先頭に立ち、摂食・嚥下リハビリテーションの立ち上げにも関与しました。すべて歯科麻酔で培われた力と人脈を駆使しました。定年2年前には副学長となり、男女共同参画推進センター長として男性にも女性にも働きやすい、学びやすい環境を整えることに心血を注ぎました。後継者にも恵まれ、持てる力は出し尽くし、満足のいく歯科麻酔科医人生でした。

日本歯科麻酔学会（於・新潟、会長：佐野公人先生）で久保田康耶記念講演の演者に選ばれ講演した時は、スライドも使わず、これまで歩んできたことを淡々と述べただけでした。講演内容の要約を日本歯科麻酔学会誌に掲載され、口腔保健協会の目に留まり、今回、「歯科麻酔のことをわかりやすく書いたらどうか」というお話を頂きました。以前の本が完成した時の喜びがよみがえって、すぐにお引き受けした次第です。ご期待に添えるかどうか、心配です。

目次

第一章　麻酔の歴史

～麻酔は歯の痛みから～

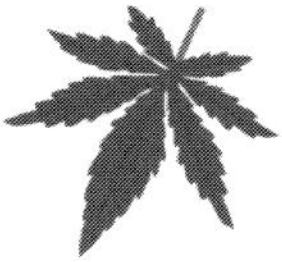

麻

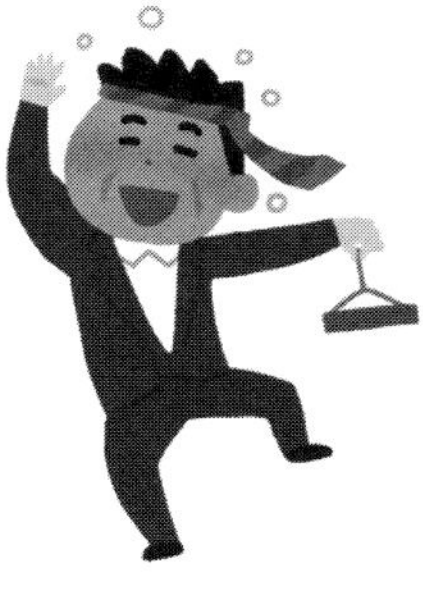

酔

現在の麻酔の発達は、実は歯科医師が担っていたということをご存知でしょうか？

歯の痛みを取り除いたり、むし歯の治療をすることがいかに大変だったか、想像してみてください。

――そこには、全身麻酔や局所麻酔を発達させた驚くべき事実があるのです。

一　麻酔がない昔

麻酔のない時代、痛みが生じた時、人々はどのように対処していたのでしょう。古代人は、痛みは悪魔の仕業であるといって占い師や巫女による悪魔払いを行っていました。一方、アヘン、ヒヨス、マンダラゲなどが痛みを和らげることも知っていたのです。また、アジアではインド大麻は多幸感、記憶喪失、酩酊をもたらすため、何世紀にもわたって痛みの緩和のために使用されてきたこともわかっています。

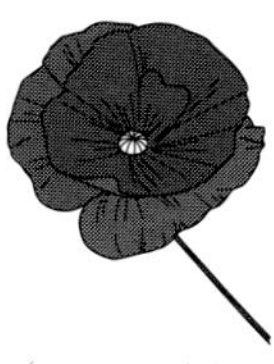
ケシ（アヘンはケシの実から作る）

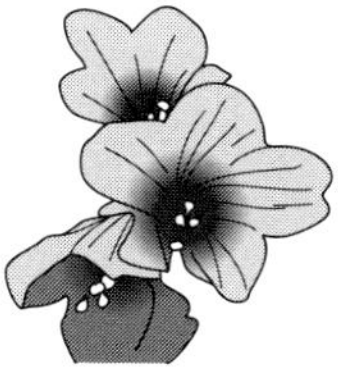
ヒヨス

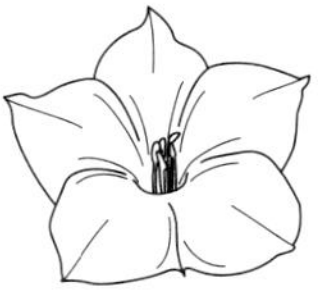
マンダラゲ

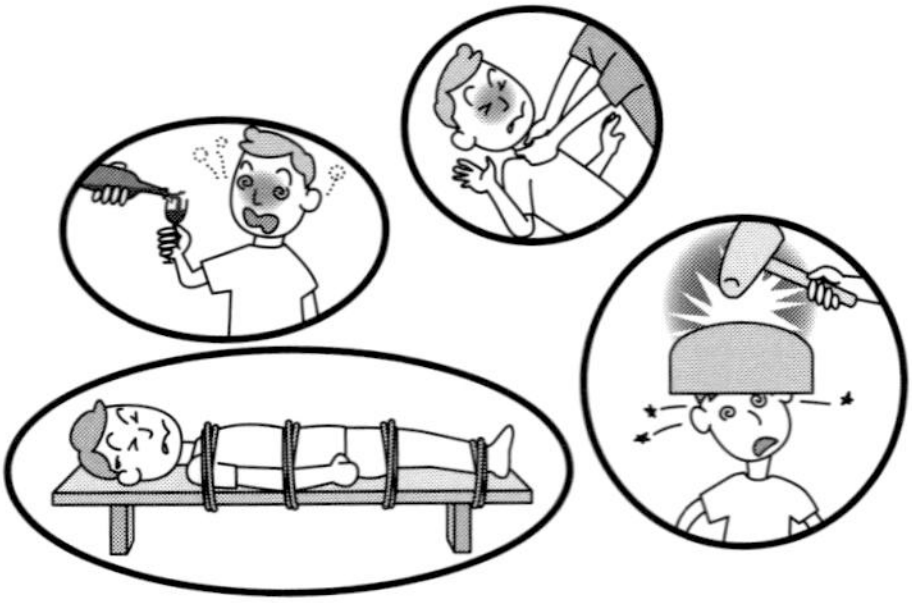

麻酔がない昔

また、冗談のようですが、首を絞めて気絶している隙に、あるいは木のお椀をかぶせ金槌のようなもので叩いて脳震盪《のうしんとう》を起こした隙に、外科処置がされていたようでした。

今からたった一七〇年前までの西洋の外科手術では、「手術に痛みはつきもの」であり、「傷は化膿することで治る」というのが医学の常識でした。戦争の負傷兵だけでなく、街で馬車に轢《ひ》かれた怪我人はそのまま放置すれば敗血症（生体で感染症を起こしている場所から血液中に病原体が入り込み、重篤な全身症状を引き起こす症候群）で死んでいきましたが、唯一、命を助ける方法は怪我をした四肢を切断することでした。

なんと！　四肢の切断は麻酔なしで行われたのです。皮膚を切り、筋肉・神経を切断し、骨を離断することに加えて、止血をするのに焼きごてを当てたのですから、たまりません。この頃の医師たちは、平均3分で下肢を切断したそうですが、苦痛のため失神したりショック死する人が少なくありませんでした。なんとか手術ができるよう意識がなくなるまで強い酒（ワインが主だったそうです）を大量に飲ませることもしましたが、執刀前に急性アルコール中毒で死亡するケースも出る始末でした。

そんな時、一人の歯科医師が「手術の痛みをとる」ことに挑戦したのです。アメリカ人の歯科医師の名はホーレス・ウェルズ、一八四〇年代のことでした。

二　歯科治療と痛み

歯科医師が登場したところで、歯科治療と痛みにふれてみましょう。

歯科治療と痛みは切っても切れない関係にあります。むし歯になると痛みが生じます。痛みは尋常ではありません。多くの人は「歯の痛みが我慢できなくなった」という理由で、歯科医療機関を訪れます。むし歯が進行して、痛みが我慢できなくなると初めて歯科治療を受けようという気になるのです。なぜすぐ歯科医療機関を受診しないかというと、むし歯には自然治癒がないので放置すると痛みはだんだん増していきます。しかし、一度でも歯の治療を受けるとたいていはあまり快適でない経験（痛い思い）をするので、治療が今の痛み以上に苦痛ではないかという恐怖と、歯科医師の「何でこんなになるまで放っておいたんだ」というお叱りが恐ろしいからと思われます。今でこそ、定期的に口の中の健康診査をしてもらうシステムが浸透してきましたが、痛くもないのにこれほど行くのが億劫な所はないことは衆目の一致するところでしょう。しかし、歯科医師が安全で痛みのない治療に成功した過程が、全身麻酔や局所麻酔の発達といってもよいのですから、痛みの歴史は興味深いですね。

——それではまず、むし歯の話から始めましょう。ちなみにむし歯と命名されたのは、歯の痛みの原因が歯の中に「歯を食う虫」がいると思われていたからです。

前期縄文時代、日本人はむし歯が少なく歯の摩耗が多かったようですが、軟らかい食物をとるようになった縄文中期以降は歯の摩耗よりむし歯が多くなっています。

紀元前五千年、パピロニアで既に「歯の虫」の存在を匂わせ、エジプトのミイラにもむし歯や歯槽膿漏があったのですから、歯の疾患の歴史は意外と古いことがわかります。しかし、何といってもむし歯が爆発的に増加したのは、16世紀になって砂糖が大量に生産され、大航海時代とともに世界中に流通するようになったからです。王族もむし歯に苦しみました。イングランドとアイルランドの女王として君臨したエリザベス1世（在位一五五八～一六〇三年）は、昼夜違《たが》わず歯痛に悩まされました。エリザベス1世からおよそ100年後のフラン

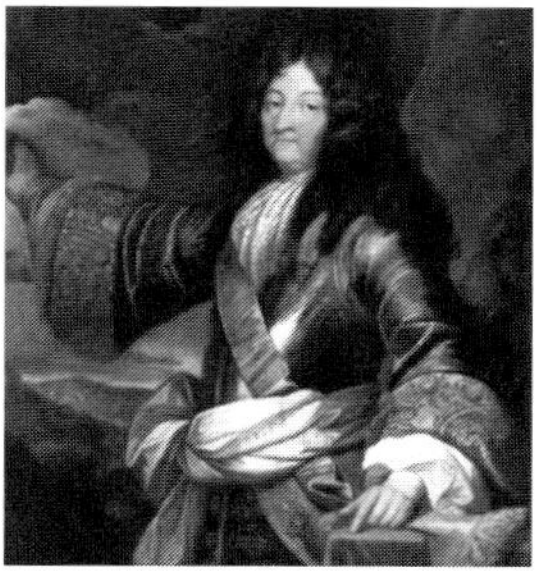
ルイ14世

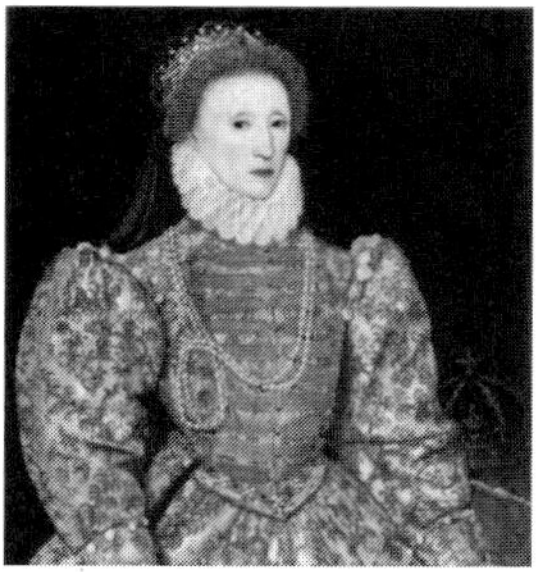
エリザベス1世

ス王ルイ14世（在位一六四三～一七一五年）も人生の大半を歯痛にひどく悩まされたといいます。アメリカの初代大統領となったジョージ・ワシントン（一七三二～一七九九年）もむし歯に苦しみ、挙げ句の果てに痛い歯を次々と抜いたので、大統領就任の一七八九年には歯がほとんど残っていなかったそうです。

あのモーツアルト（一七五六～一七九一年）もご多分に漏れずむし歯をたくさん抱え、歯の痛みにかなり悩まされたことが彼や彼の父の手紙から窺えます。乳歯の時代からすでにむし歯のせいで顔面が腫れたらしく、永久歯に至っては、寒気にあたったせいで痛む、腫れてきた、1週間ほど部屋に閉じこもっていたが頬の内外から顔まで腫れて右目がつぶれたなどと訴えるありさまでした。どのような治療を受けたのかは知る由もありませんが、同じように歯痛に悩まされていた父レオポルドの持っていた鎮痛薬などでその場を凌いだのでしょう。結局死ぬ間際まで歯痛に悩まされていたことからも、華やかな音楽活動の陰にある、高熱、頭痛、関節の痛み、扁桃腺の腫れ等々の体調不良はむし歯による感染症が発端である可能性が高いと思わざるを得ません。馬車であちこちを飛び回り、年中不快な症状に悩まされたにもかかわらず、なぜ、あれほど美しい曲を35年という短い生涯の中でたくさん作ることができたのでしょうか。モーツアルトに大きな影響を与えたハイドン（一七三二～一八〇九年）もその頭蓋骨と写真で見る限り、ほとんどの歯は抜け、残っていたとしても根の部分だけという状態でした。

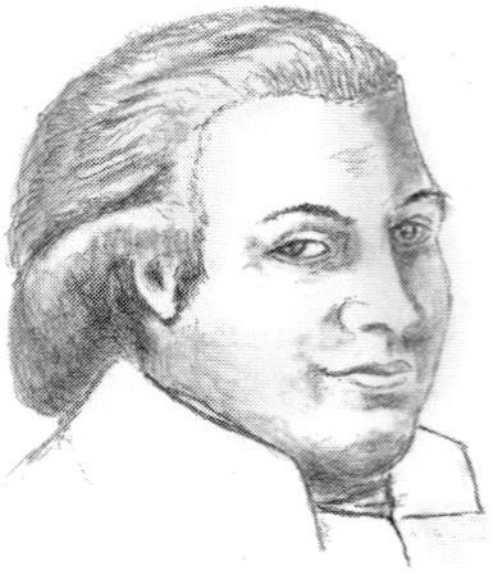
モーツァルト34歳のときの肖像画[1)]

一方、ベートーヴェン（一七七〇～一八二七年）はというと、彼の手紙や友人の記録には歯に関する記載が見当たりませんので、おそらく問題がなかったのではないかと推察されます。彼のデスマスクをみると口を真一文字に結んで、歯が見えているようには思えませんが、ベートーヴェンの亡くなった翌日、ある画家がベートーヴェンの死に顔のデッサンを描いています。それによると、わずかに開いた口から左の側切歯から第一小臼歯まで隙間なく上下の歯がきれいに並んでいるように見えます。頰や唇の形からも多数の歯が抜け落ちているとは思えないと多くの歯科医師はみています。ところが、ベートーヴェンは20歳過ぎた頃から耳が聞こえなくなるという、音楽家としては致命的な出来事に襲われました。それにもかかわらず、交響曲をはじめとして、たくさんの楽曲を作り続けました。モーツアルト然り、ベートーヴェン然り、人間としても音楽家としても、これ以上ないという身体的な不快症状に見舞われても、希代の音楽家たちの創作意欲は衰えるどころか、増していったというのですから驚きです。

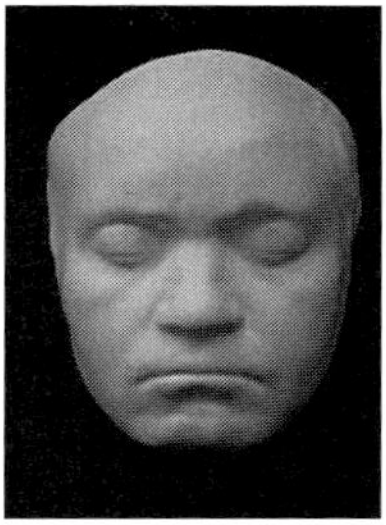

ベートーヴェンのデスマスク

ところで、二〇〇五年イギリスで、DNA鑑定はしていませんが、フランス皇帝ナポレオン1世（一七六九〜一八二一年）のものとされる歯が競売にかけられ、約220万円で落札されたそうです。歯は右上の犬歯らしく、鑑定人によれば、一八一六年ワーテルローの戦いで敗れた時に歯痛を患い、翌年セント・ヘレナ島に流された時に抜かれたむし歯だといいます。上顎の犬歯は比較的むし歯になりにくいので、この歯がむし歯ということは、他の歯の状態は推して知るべしといった所でしょうか。

日本では、一五五〇年代以降の「南蛮貿易」によって砂糖文化が普及しました。徳川家康（一五四二〜一六一六年）も歯痛に悩まされていたことが史実に残っています。むし歯は、初めは高価な砂糖を手に入れることができる階級特有のものでしたが、庶民も砂糖が買えるようになって、瞬く間に広がっていきました。今も昔も、砂糖の魅力は何物にも代え難いのです。

麻酔がない時代の歯の治療も当然、野蛮極まりないものでした。むし歯を、鋭く尖った道具でえぐりとり、熱して軟らかくした金属をたたいて、えぐりとった穴に詰め込んだのです。歯髄組織（神経、血管、支持組織からなる、いわゆる神経と呼んでいる組織）にまで進行したむし歯は、四肢切断時の止血に焼きごてを用いたように、真っ赤に熱した棒を歯髄組織に押しつけました。しかし、このような治療を受けた者はごく一部で、何といってもむし歯の治療の主流は洋の東西を問わず、抜歯でした。

抜歯は、割礼や刺青などと同様、宗教的な儀式のひとつとして行われたり、拷問に使われ、いわずと知れた身体的苦痛を与えることが目的でした。いずれにしても、無麻酔

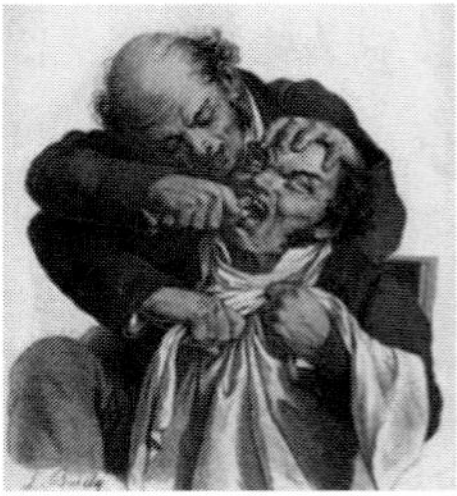
ボワイイの抜歯のリトグラフ

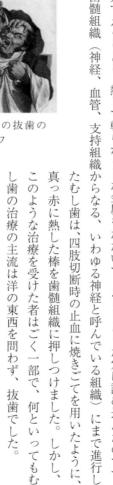

で抜歯や抜髄をされるなど、今は誰もが経験したくないでしょう。

三　麻酔の歩み

ポーランドの冬の極寒地での戦争で、長く雪の上で横たわった負傷兵の手術をする際に、無麻酔で四肢を切断しても患者が痛がらないので、寒冷が痛みを麻痺させる、冷凍麻酔なるものが出現しました。また、あまり流行りませんでしたが、神経を圧迫して痛みを緩解させる方法や個人差が大きく時間がかかる催眠術なども登場し、手術に伴う痛みをなんとかしようと四苦八苦しましたが、どれも満足いくものではありませんでした。――そんな時でした。

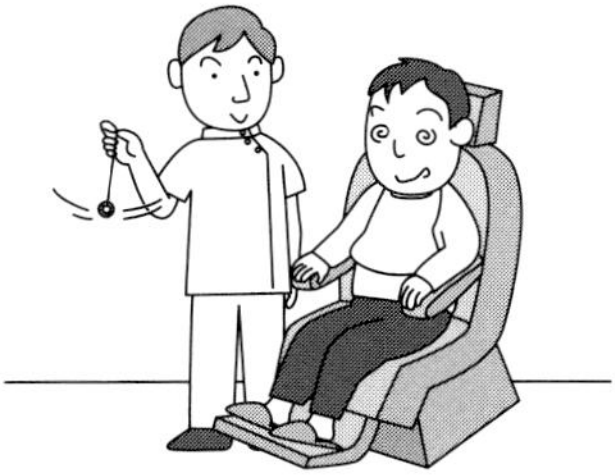
催眠も立派な麻酔

(一)　吸入麻酔の時代

上流階級の間では、今でいうシンナー遊びのように笑気というガスを吸って楽しむパーティーが流行っていました。また、化学者と称する者が、青年に笑気を吸わせ向う脛を打っても全く痛がらないことを見せ物にしていました。笑気は、一七七二年にイギリス人のジョゼフ・プリーストリーが発見しました。

一七九五年には、彼の助手のハンフリー・デイビーが笑気に麻酔効果があることを確認しました。「笑気を吸うと楽しい気分になり、傷害を与えても痛みを訴えない」と見せ物をみて気づいた者もいました。前述した、歯科医師のウェルズです。彼は、ちょうど自分の親知らずを抜いてもらいたいと思っていました。ちなみに笑気ガスとは正式名を亜酸化窒素（N_2O）といいますが、吸入すると愉快な気分になって笑い出す人がいるから laughing gas という説や、麻酔効果によって引きつった顔が笑っているように見えるからという説があります。今でも一般的に、「笑気」の名は通っています。

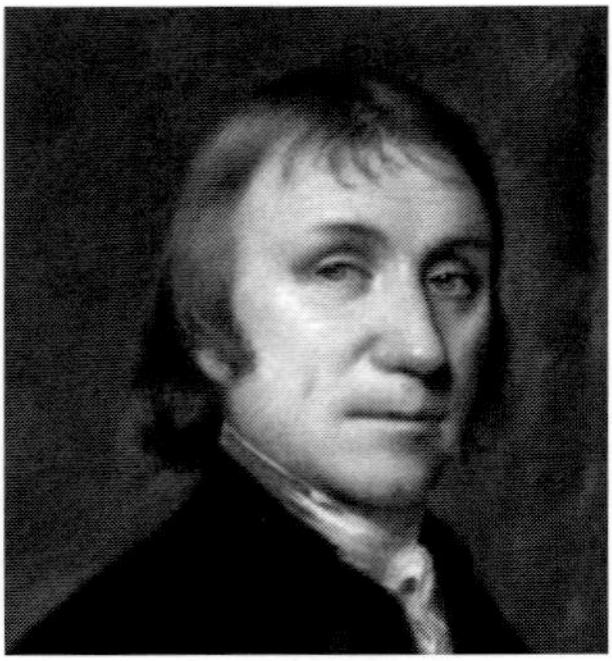

ジョゼフ・プリーストリーの肖像画

一八四四年に、ウェルズは「笑気ガスを吸入して、痛みを感じずに抜歯してもらった」とありますが、快適とはほど遠い状態でした。この時の記事によれば、「ウェルズはガスを吸って、顔面が真っ青になり、ぐったりした。そこをすかさず抜歯された」とあります。おそらく100％の笑気を吸入したのでしょう。笑気の麻酔作用というよりは酸素欠乏症に陥って意識がもうろうとしていたうちに抜歯されたので、痛みがわからなかったに違いありません。しかし、とりあえず歯は抜けたので、ウェルズはこれを皮切りに患者に次々試して成功しました。そこで彼は翌年、笑気ガスの効果を広めるために公開実験をしたのですが、抜歯寸前に患者が逃げ出そうとしたのです。大男のため笑気が十分行き届かなかったうえに、今も昔も変わらないおどろおどろしい抜歯の器具を見て恐ろしくなって逃げたという説もありますが、実際患者は悲鳴を上げたものの、全く痛みを感じずにいつ抜歯されたかわからないといったらしく、どうやら歯は抜けたようでした。となると、この悲鳴は、痛みというより抜歯器具に対して抱いた恐怖の叫びだったと思われますが、とにかくウェルズの公開実験は男の悲鳴のために失敗というレッテルを貼られてしまいました。おそらく、ウェルズは100％の笑気を吸入させたと思われます。実は、笑気は鎮痛作用はあるのですが、麻酔作用はきわめて弱いのです。100％の笑気を吸入させて意識がなくなるのは笑気の麻酔作用ではなくて、酸素欠乏の結果に他なりません。後年、いくら何でも笑気100％を持続的に吸入させるのは危険なので、笑気の吸入器ができ、正確に酸素を投与することができるようになりました。笑気100％酸素0％から始まって笑気90％酸素10％、笑気80％酸素20％という具合にだんだん笑気を減らして酸素を増やす方法も編み出されたようですが、hypoxia technique（低酸素方法）といわれ、大変危険なやり方でした。

ところで、酸素は私たちの生活に必要不可欠な元素であることは誰もが知っていることですよね。私たちの体は絶えず酸素を必要としています。酸素がなければ生きていけません。また、私たちが使っている「火」の正体は、木や石炭や石油などの燃料と酸素の化学反応に他ならないのです。しかし、二〇〇〇年前までは、人々は酸素というものがあることを知りませんでした。

では、酸素はいつ、誰によって、どのようにして発見されたのでしょうか?

酸素を初めて発見したのは、一七七一年、スウェーディン人の薬剤師カール・ウェルヘルム・シェーレといわれています。彼はこの気体を「火の空気（fire air）」と呼んでいました。しかし、発見後、実験の結果をすぐに学会に発表せず、しかも、一七七七年に出版した論文はスウェーデン語のみで記載したので世界の誰も気づきませんでした。

一七七四年、シェーレが発見した気体の存在を知らずに、ジョゼフ・プリーストリーがパウダー状の水銀灰（酸化水銀、HgO）に陽の光を集中して当てると、発生した気体の中で火がよく燃えるという実験を行いました。さらに、その気体の中にネズミを入れると、元気に駆け回りました。そして、自分でこの気体を深く吸い込んでみると「吸い込んだ時は普通の空気と変わらないと思ったが、少し後になって呼吸が軽く楽になった」と書き記しています。一七七五年、プリーストリーは新聞紙上にこの発見を発表し、さらに彼の著書「Experiments and Observations on Different Kinds of Air」にも載せました。このように、世間への発表を先に行ったプリーストリーが酸素の発見者ということになりました。

では「酸素」とは誰が命名したのでしょうか？

時を同じくして、フランス人のアントワーヌ・ラヴォアジェが新元素の発見者は自分であると主張しましたが、プリーストリーが発見したことに納得した後は、一転して燃焼の実態を正しく説明することに努めました。さらに、空気は、燃焼と呼吸に深く関わるvital airとこれらに関与しないazote（生気がないの意味）の2種類が混合していることを証明しました。後にazoteは窒素と命名されました。そして、ラヴォアジェは、炭や硫黄、リンがこの未知の気体の中でよく燃えることを観察し、燃えた後に酸ができることを発見しました。そこで、硫黄、炭素、リンを燃焼させて酸を作るのだから、この未知の気体こそ酸の素《もと》であると思い込んで、「酸素」と命名したのです。しかし、その後、塩化水素や硫化水素など、酸素を含まないにもかかわらず、水溶液が酸性を示す化合物が発見され、「酸素」が物質を「酸」たらしめるというラヴォアジェの主張は全くの間違いにすぎないことが証明されてしまいました。ちなみに物質を「酸」たらしめているのは水素イオンです。実体にそぐわない「酸素」という言葉は、欠陥語であるにもかかわらず、すでに広く使用されていて、訂正する機会を失してしまいました。窒素の命名に関しても一悶着あるのですが、ここではふれないことにします。

さて公開実験失敗後、地元に帰ったウェルズは、笑気を用いて抜歯をつぎつぎと成功させたものの、患者を1人死なせてしまいました。非難の真只中におかれ、やがて、ウェルズは家業をたたみ、ヨーロッパに行ってセールスマンを生業にしました。しかし、商売はうまくいきませんでした。失意のうちにクロロホルムに取りつかれ、奇行が目立つようになり、ついにはクロロホルムを吸入しながら自分で大腿動脈をカミソリで切って33歳の生涯を閉じました。そんなこともあってか、笑気はしばらく使われずにいましたが、一八六二年、歯科医師のガードナー・コルトンが抜歯の際用いて成功したため、その後笑気はもっぱら歯科で使われました。

一方、笑気の麻酔作用は弱いのでもっと強い麻酔薬はないかと、エーテルがまな板に乗りました。エーテルに麻酔作用があることは一八一八年に科学者マイケル・ファラディが発見していました。ファラディは電磁気学および電気化学の分野に卓越した業績を残した人ですが、電磁気学に進む以前の研究で、笑気と比べながら、エーテルに麻酔作用があることを記述しています。エーテルも笑気と同様、遊びで吸入を楽しんでいる人々がいました。

歯科医師であるウィリアム・モートンが一八四六年、マサチューセッツ総合病院でエーテル麻酔による下顎の腫瘍除去術の公開実験を行い成功したことはよく知られています。エーテルは嫌な刺激臭があるため、それより幾分快適な臭いのクロロホルムが使われるようになりました。クロロホルムは一八三一年にドイツやフランスの複数の科学者によって発見されました。一八四七年にはイギリスの産科医ジェームズ・シンプソンによって無痛分娩に使用されました。ちなみに、一八二三年来日し、一八二八年に帰国した日本でもおなじみのドイツ人医師フランツ・フォン・シーボルト（一七九六〜一八六六年）は麻酔を全く知らなかったようです。

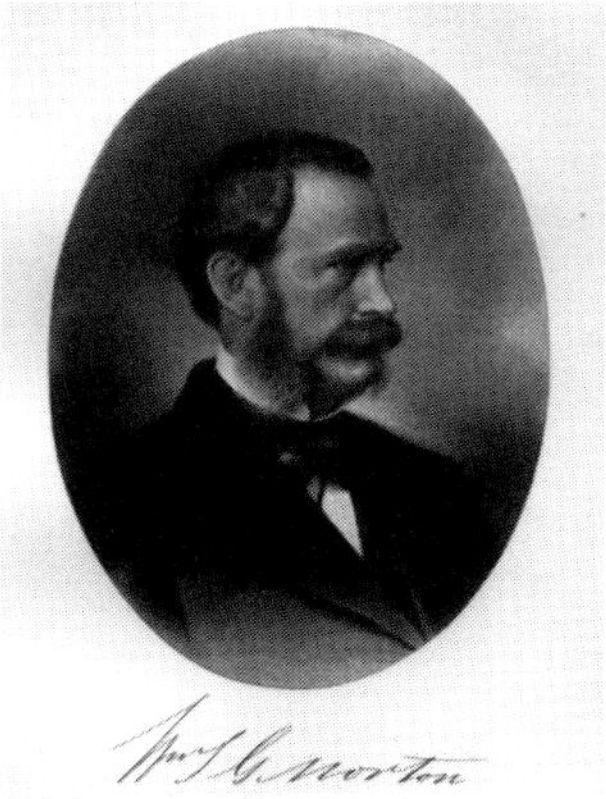

ウィリアム・モートン

副作用や危険があったとしても、画期的な方法がみつかると、人は必ずケチをつけます。痛みは神が人間に与えた試練であるから耐えるべきだと。しかし一方では、神は人間が痛み苦しむのをお望みではないと反論します。いつの時代にも人の不幸を喜び、幸せを妬む人はいるのです。この論争に終止符を打ったのはクロロホルムを用いたビクトリア女王の無痛分娩の成功でした。生まれた王子は血友病でしたが、そのことが早期にわかっていたら血友病はクロロホルムのせいにされて麻酔の発達は遅れていたでしょう。

とにかく麻酔の夜明けは吸入麻酔でした。エーテルを初めとする吸入麻酔薬は、常温では液体のものを気化し吸入させるので揮発性麻酔薬といい、同じ吸入麻酔薬でも、常温一気圧で気体である笑気と区別しています。現在、揮発性麻酔薬は、麻酔器の中の気化器によって気体となり正確な濃度で供給されます。気化器がなかった時代はどうしていたのでしょうか?

それは開放点滴法（Open Drop）と呼ばれる方法です。点滴用マスクと麻酔点滴瓶があれば簡単に麻酔がかけられました。まず、剣道に用いる防具のお面のようなマスク（19頁右図）の半球面をガーゼで覆います。ついで、マスクで患者の口と鼻を覆い、マスクの上からエーテルを滴下します（19頁左図）。滴下したエーテルが気化したのを吸入したのです。装置は簡単なものですが、麻酔を円滑に導入し、安定して維持を行うにはかなりの熟練が必要でした。

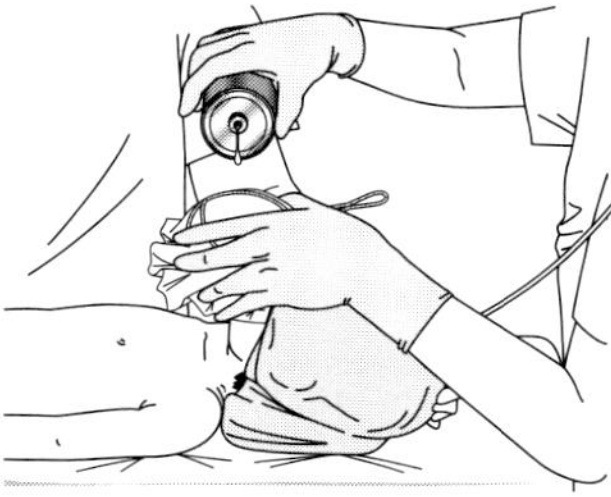
エーテルを滴下しているところ

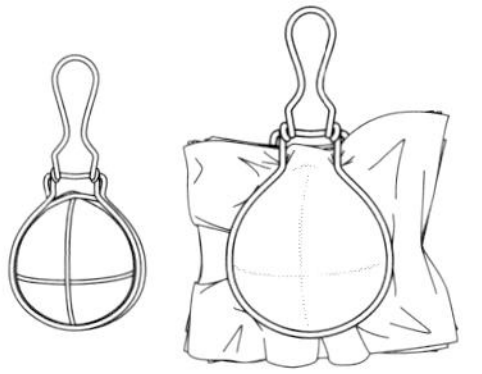
エーテル開放点滴マスク[2]

ここで理想的な吸入麻酔の条件をあげると、①麻酔作用が強く、随意筋の弛緩が得られる②毒性・副作用が少なく、安全域が広い（注：安全域が広いということは有効量と中毒量の範囲が離れていること。すなわち、ちょっとやそっと多めに投与しても中毒を起こさない）③投与方法が正確で簡単④導入・覚醒が速い⑤不燃性・非爆発性⑥化学的に安定で、体内で分解産物を作らない⑦生産が容易で安価などです。実際には、この条件をすべて満たす吸入麻酔薬は今でもありません。不快な臭いのエーテルが100年ものあまり使われたのは、麻酔作用が強く、副作用（特に循環器系への）が少なく、安全域が広いなど麻酔薬として多くの利点を有しているのが理由ですが、引火性、爆発性、燃焼性があるため、ついに姿を消しました。今のような気化器のなかった時代は開放点滴法で麻酔をかけていたので、気化したエーテルガスが手術室に充満して、当然火気は厳禁でした。静電気を起こすものも然りです。手術室内では、化学繊維のものは全部脱いで下着だけになり、着用するものは靴下に至るまで木綿製、サンダルも木製のものといった念の入れようは、静電気の起きる可能性を防ぐためとされています。もっとも木製のサンダルは、手術中居眠りしたり、手術の補助を怠る助手を執刀医が向こう脛を蹴るためのものともいわれていました。

エーテルの後は、爆発性や引火性のないハロタン、メトキシフルラン、エンフルラン、イソフルラン、セボフルラン、デスフルランが次々と合成され臨床使用に至っていますが、現在わが国では、イソフルラン、セボフルランが主に使われています。

ところで、吸入麻酔薬の麻酔作用の強さはいかにして測るのでしょうか。これは、麻酔薬を吸入して皮膚切開をした時に、半分の人が動かない時の肺胞内吸入麻酔薬最小濃度（minimum alveolar concentration：MAC）で表されています。値が小さいほど麻酔作用が強いといえます。すなわち、低い濃度で麻酔がかかるということです。では中毒量はどうやって知るのでしょうか？　実は、誤って大量に投与して、重篤な結果になった時にわかるのです。限界まで挑戦したつもりはなくても、つい行き過ぎて失敗した結果初めてわかることが世の中たくさんあることに気づかされます。偶然、あるいは無知なるが故に誤って限界を超えてしまったことの積み重ねで今日の安全が成り立っていることを肝に銘じなければなりません。

（二）　局所麻酔の時代

吸入麻酔が引き起こす数々の出来事に十分対処できなかった時代は、麻酔の事故も多く、命がけでした。治療を施す局所だけに効く麻酔はないかと誰もが考えたのは当然の成り行きでした。特に歯科は治療の対象数が多く（乳歯は20本、永久歯は親知らずを入れると32本）、ほとんどが治療に痛みを伴うので、局所麻酔の開発は喫緊の課題だったのです。

局所麻酔の誕生はコカインでした。一八五五～一八六〇年にかけてコカの葉からアルカロイドの分離、生成し、コカインと命名されました。一八八四年に角膜や結膜の鎮痛のため臨床応用され、翌一八八五年には下顎神経ブロックにも成功しました。一八九七年には、コカイン溶液にアドレナリンという血管収縮薬を添加するとコカインの血管への吸収が遅くなり、注入した場所に麻酔液が長く停留することから麻酔時間が延長するということがわかって、局所麻酔法は急速に発達します。局所麻酔を必要とする治療数は歯科領域が群を抜いていました。一方、局所麻酔は歯科領域のみならず、眼下領域でも大いに必要とされていました。やがて毒性が強く嗜癖があるコカインに代わって、プロカイン、リドカイン、メピバカイン、プリロカイン、ブピバカインなどが次々と合成されていきました。また、局所麻酔の

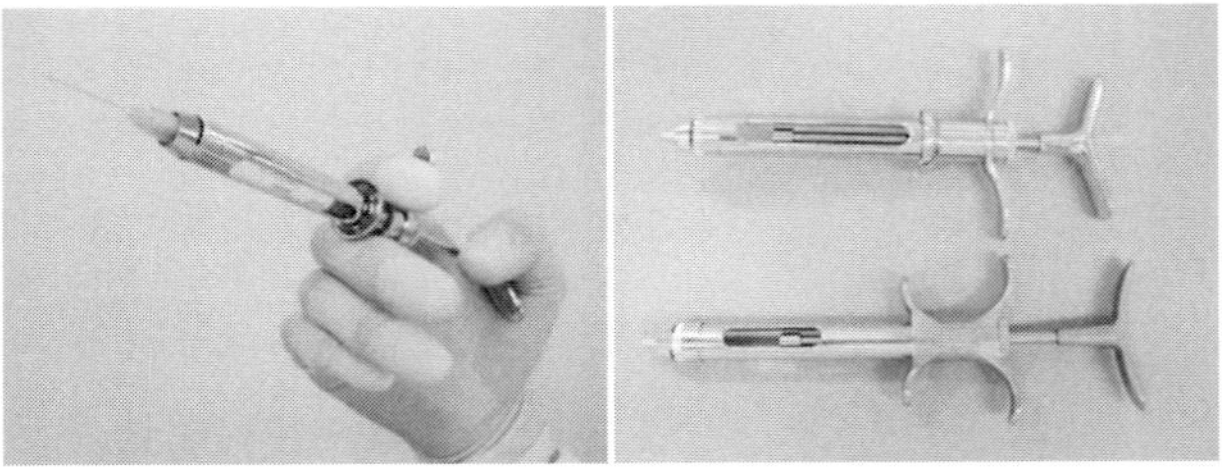

カートリッジ式注射器[3)]

普及には、注射器の発達があったことを忘れてはなりません。注射器は、今では誰もが目にして、医療施設にあるのが当然という圧倒的な存在感がありますが、必要な部位に必要な量を注入できる現在の注射器ができるまでには試行錯誤を繰り返したのです。歯科では、注入に強圧をかけるので、一般の医療用の注射器ではなく、特殊な注射器（カートリッジ式注射器）を用います。

（三）　静脈麻酔の時代

静脈麻酔とは文字通り静脈内に麻酔薬を投与し、意識の消失をはかるもので、古くはアヘンやアルコールを注入しましたが、一九三〇年代にバルビツレートが合成され、わが国では現在、超短時間作用のチオペンタールとサイアミラール（チアミラール）が使用されています。静脈麻酔は直接麻酔薬を血管に注入するため、あっという間に麻酔がかかり、通常は麻酔の導入に使用されます。しかし、いったん注入すると、排泄に時間がかかる上に、追加投与すると作用が蓄積するので、麻酔状態を維持するのには向いていませんでした。近年、持続投与しても投与を中止すると間もなく覚醒する、調節性のよい静脈麻酔薬のプロポフォールが登場し、鎮痛薬や筋弛緩薬との組み合わせで麻酔を維持する方法も行われています。

（四）特殊な麻酔法の発展

低血圧麻酔、低体温麻酔、電気麻酔、針麻酔などが出現しましたが、それぞれの詳細は成書に譲ります。

（五）華岡青洲《はなおかせいしゅう》

モートンがエーテルの公開実験に成功した一八四六年より40年以上も前の一八〇四年に、華岡青洲が乳がんの全身麻酔下手術に成功していることは、日本人として誇りを持って心に留めておくことかもしれません。青洲の作った全身麻酔薬は、口から飲んで消化管から吸収するという、いわゆる経口麻酔薬でした。青洲は一七六〇年に和歌山県に生まれました。京都で、古医方、東洋医学、オランダ医学を学び、手術に全身麻酔の必要性を強く感じていました。麻酔効果のある薬草に目をつけ、曼陀羅華《まんだらげ》（チョウセンアサガオ3頁）や草烏頭《そううず》（トリカブト24頁）などを主成分に全身麻酔薬「通仙散《つうせんさん》」を完成させました。実母の於継《おつぎ》と妻の

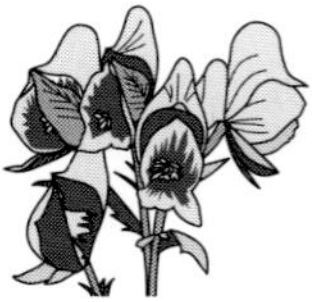
トリカブト

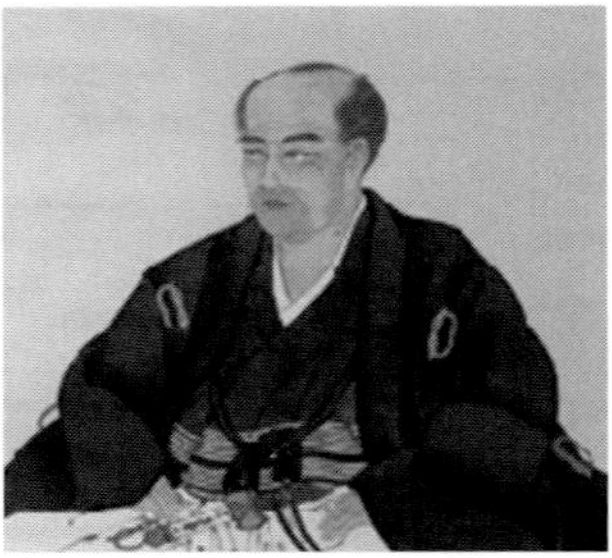
華岡青洲

加恵《かえ》が競うように実験台になることを申し出て、数回にわたる実験の結果、母は死亡、妻は失明するなど大きな犠牲のもとに全身麻酔薬を完成させました。青洲はオランダ医学から縫合術や消毒法も習い、たくさんの手術を成功させました。しかし、通仙散の成分の薬草の配合は難しく、青洲は自分の医術だけでなく、この麻酔薬の微妙な配合を限られた弟子にしか教えなかったので、残念なことに通仙散は世界どころか日本でも広まりませんでした。一説には通仙散は配合が難しいだけでなく、毒性も強かったので、みだりに公開できなかったともいわれています。いずれにしても通仙散の現物はおろか、分量や調合を書き記したものさえ残っていないので、詳細はわからずじまいです。もっとも、作家有吉佐和子が嫁姑の確執に焦点を当てた「華岡青洲の妻」という小説を書いて、映画や舞台、テレビでドラマ化されなければ青洲の業績は一般に広く知れ渡ることはなかったかもしれません。

――ここまで、世界における麻酔の歴史を学んできましたが、外科手術を行うにあたっては、どうしても麻酔が必要でした。必要は発明の母です。麻酔薬は自然界にあったものの中で経験的に麻酔作用を有するものを、大きな犠牲を払いながら試行錯誤を繰り返し、臨床に応用してきました。

四　外科の夜明け

『外科の夜明け』（トールワルド著、講談社文庫）は麻酔発明前夜の外科手術がどれほど苦痛を伴ったか、また消毒法のなかった時代の手術がどれほど高い死亡率だったか、生々しく描いています。

――病院に鐘の音が響くと、手の空いた者は手術室に集合します。無麻酔で手術を受ける患者を動かないよう押さえつけるためでした。患者の阿鼻叫喚《あびきょうかん》が鐘の音よりも大きく響いたことは想像に難くありません。

手術を無痛にする方法が発表された後も、大家とよばれていた外科医はその導入に否定的でした。「手術の苦痛がなくなると、患者の悲鳴にもひるがない『強靭な精神』が外科医から失われてしまう」というのが彼らのいい分だったのです。たしかに無麻酔でメスをふるうのは生半可な精神の持ち主ではできないことです。命がけで患者を救おうという強い気持ちがあったからこそと思われますが、それができる強い自分に陶酔していただけとはいい過ぎでしょうか。いずれにしても、一八五〇年前後には全身麻酔の登場で外科を取り巻く状況は一変しました。

それから約百年後、わが国で歯科治療を行う際に全身麻酔を導入した時も、当時障がい児(者)の歯科治療を担当していた多くの歯科医師は、「少しずつ歯科の治療環境に慣らしていくのが大切である。多少暴れる時は、本当はこんなことをしたくないのだよといい聞かせ、網をかける専用の抑制器具で体全体を包み、少しずつ治療するのが愛情というものだ。全身麻酔で意識のないうちに治療したって、こちらの努力をわかってもらえないではないか。それに全身麻酔は危険だ」とあたかも全身麻酔を使用するのは人非人《にんぴにん》のすることだといわんばかりにまなじりを決するのでした。

はたして全身麻酔は危険でしょうか? エーテル麻酔が始まってから、外科手術が飛躍的に発展したのは誰の目から見ても明らかでしたが、事故が多かったのも事実でした。しかし、全身麻酔をかけると当然起こり得る生理的現象に対して、無知なるが故に適切な処置を行わなかったことや、呼吸や循環の知識がほとんどなかったせいなのです。正しい知識と技術を持って安全性を確保するため、常に最大限の努力を惜しまずに全身麻酔を遂行すれば、生命を脅かす危険とは程遠いとさえいえます。

全身麻酔をかけるのに用いる薬剤や手技は、基本的にはどの手術でも変わりません。もちろん手術の対象となる臓器によって、それぞれ特別な配慮をしなければならないことはいうまでもありません。心臓の手術のように生命の存続にかかわるものに全身麻酔を用いるのは当然ですが、歯科治療はしなくても命を落とすことはまずないので、歯の治療に全身麻酔とは大げさではないかという人がいても不思議ではありません。しかし、心臓の手術と歯の治療を、命を挟んで全身麻酔の必要性について比べること自体無意味です。

そもそも全身麻酔は何のためにあるのでしょうか。もちろん、外科手術を行うためですが、外科手術から生体を守るためでもあるのを忘れてはなりません。そもそも外科手術というのは、生体に傷害を与えるのです。傷害から、身体的にも精神的にも生体を守る必要がありま す。抜歯やむし歯の治療はとりも直さず、外科手術です。全身麻酔を心臓手術に用いる特別なものと決め込んで、このような特別なものを用いて歯科治療をするのは差別ではないかとはあまりにも狭い考えではないでしょうか。

どんな人にとっても、歯は毎日の食事の度に使う大切なものです。心身障がい児（者）の中には、歯に不具合が生じても、訴えることもできない、ましてや治療を望むこともできない人がたくさんいます。食事をとらなくなり、自傷行為が激しくなって初めて、保護者や施設の関係者が口腔内の異変に気づくことも多いのです。そんな状態の患者を目の当たりにした時、歯科医師はどうすればよいのでしょうか？

治療してあげたくても口を開けてくれないケースがほとんどです。それでもなんとか開けて見てみると、歯が歯垢や歯石に埋まっているなど衛生状態も悪く、どの歯が痛いのかわからない。痛い歯が特定できてもX線写真を撮らせてくれないので進行状態がわからない。おまけに歯の治療に用いる切削器具は切れ味鋭く、患者が暴れると口腔内では危険極まりない代物です。それなのに、歯の治療に全身麻酔を用いるのは差別だというのでしょうか。「歯の治療をさせてくれないし、暴れると治療器具が患者を傷つけるから」などと、治療を拒否したり、適当なところで妥協して、いい加減な治療をすることこそが差別ではないでしょうか。

そうはいっても、誰もがすぐに全身麻酔をかけて治療する体制をもちあわせているわけではありません。せめて、二次医療機関、三次医療機関の全身麻酔下で治療のできる歯科のある施設に紹介するべきと思います。

全身麻酔で歯の治療した後はやりっぱなしにするのではなく、定期的に口腔内の状態をチェックすることは当然です。歯の治療どころか、診療室にも入って来なかった障がい児が、全身麻酔下で歯科治療を行った後、診療台に座って口腔内の診査や清掃に応じ、歯の治療をさせるようになるのは珍しくありません。治療している間は意識がなくても、麻酔から覚醒した後に、口の中がとても気持ちよい状態で、痛みもなく食物を噛むことができるのをわからないはずがありません。

五　私の歯科麻酔との出会い

私が、歯科麻酔を勉強しようと思い立ったのは知的障がい児の歯科治療に困難を極めていたことがきっかけでした。卒業してすぐに小児歯科専門の開業歯科医院に就職しました。子どもは好きだったけれど、小児歯科に興味があったわけではありませんでした。

――歯学部6年生になると患者実習があります。ある時、同級生の担当している患者が子どもを連れて来て、その子どもが親にしがみついて離れないので、治療ができずに困っていました。無理にはがそうとすると泣き叫びます。子どもは2歳くらいの男の子でした。ちょうど通りかかった私はちょっとした気まぐれから子どもをやさしく抱き上げ、急いで外の見える窓辺へ行きました。お茶の水駅付近は交通のるつぼです。総武線、中央線がひっきりなしに通り、地下鉄丸ノ内線も神田川に姿を現します。交差点ではたくさんの種類の自動車が行き来しています。黄色の総武線にはひよこちゃん、橙色の中央線には人参さん、赤色の丸ノ内線にはリンゴ君などと適当に名前をつけて、それらの電車が通るたびに「ひよこちゃんが来たよ、人参さんも来たね。リンゴ君はまだかな……」等、繰り返し話しかけました。電車が途切れてもバスやトラックが走っているので、男の子は泣き止んで窓の下のお茶の水の風景に釘づけになり、母親の治療が終わっても私から離れようとしませんでした。その日はようやく帰っていきましたが、次の母親の治療日には一緒にやって来て私を探しているというのです。抱き上げてまた交差点を見せるのは重くてつらいので、歯科の技工材料でボールや自動車を作って遊ぶことにしました。技工材料は青、ピンク、赤と色とりどりで、固めたり、曲げたり簡単にできます。そうこうしていると、親が治療を受けているのを妨害する子どもを看護師長はみんな私に連れてくるようになり、ちょっとした保育園になってしまいました。

一九七二年（昭和四十七年）、卒業が確定して歯科医師国家試験に受かっても行く先がなかなか決まらなかった私に6年生担当の先生が、「君は子どもが好きなようだから、小児歯科専門医はどうかね」と紹介してくれました。正直いってあまり気が進みませんでしたが、私を受け入れてくれるところは他にありませんでした。しかし、ここに就職したのは正解でした。院長先生は大変誠実な方で、お世話になった2年間はとても勉強になり、しかも先生の子どもを見る目の優しさに触れて心豊かに過ごすことができました。何よりも興味を引いたのは、先生が知的障がい学級の校医をされ、定期診査をまめにやることから始まって、丁寧に根気よく、治療をしていたことでした。評判を聞きつけて、たくさんの知的障がい児が歯科治療を受けたくて来院しました。しかし、知的障がいだけあって、身体の丈夫な10歳くらいの男の子は、体も柔らかく筋力もめっぽう強い。おとな3人でも押さえきれず、抜歯は局所麻酔が効いていれば何とかなったものの、嫌な音と水が出る切削器具を使っての歯科治療は全くできませんでした。その時、全身麻酔の必要性を強く感じたのでした。

歯科医院に就職して2年後、全身麻酔下で歯科治療している病院があると聞き、先輩に紹介してもらい、首尾よく就職することができました。しかし、歯科医長の交代で、体制が変わりました。その上、その病院には麻酔科はなく（当時、大学病院以外は麻酔科のある病院は少なかった）、大きな手術は大学病院に麻酔科医を要請していたようですが、通常は外科の先生が代わる代わるお互いの手術に麻酔をかけているような状態で、とても歯科治療のために全身麻酔をかけてほしいなど、頼める状況ではありませんでした。病院歯科こそ、入院設備もあり、スタッフも充実し、全身麻酔を用いての歯科治療を行うのにふさわしい場所と思っていたので、あきらめきれませんでした。

そこで、病院歯科で全身麻酔下歯科治療を導入するには、自分が麻酔科とのパイプ役を引き受けなければという思いにかられ、昭和五十一年四月、東京医科歯科大学歯学部歯科麻酔学教室の門を叩いたのです。この時はまだ、術者としての一般の歯科医師でいるつもりでした。しかし、実際に麻酔を勉強していくうちに、麻酔の魅力に取り付かれ、以来、四十年近く大学病院で麻酔に携わりました。

麻酔の魅力とは何でしょう。この時は不謹慎ですが、静脈に麻酔薬を注入すると瞬く間に意識がなくなる、生体のダイナミックな変化に胸が躍りました。さらに、昭和五十二年一月に、国立小児病院（現、国立成育医療研究センター）に研修に出て、医科の手術、麻酔を見て、ますます麻酔に興味を持ったのです。当時は小児を対象とする専門の病院は国立小児病院と都立清瀬病院しかありませんでした。この2つの病院には小児麻酔を勉強したい医師が全国から来ていて、自分がかける麻酔を勉強するのはもとより、他の人の麻酔も食い入るように見て、夜も遅くまで残り、緊急の麻酔も熱心に見ていました。指導にあたる麻酔科医も熱心に教えてくれ、手術室は活気に満ちていました。この時一緒に研修した仲間は大学に戻って活躍し、それぞれの部署で長となった人も少なくありませんでした。

大学に戻ってからも麻酔への興味は尽きず、ずっと麻酔で生きていく決心をしました。国立小児病院の麻酔科医長のすすめで、研究にも軸足を置き、教授からテーマをもらって学位取得に意欲を持ち始めました。昭和五十五年にたまたま空きができて、助手になれたのは幸運でした。研究結果も出そろった昭和五十六年の暮れに教授から、長崎大学歯学部附属病院に麻酔をかけに行ってほしいといわれ、3年くらいならと引き受けました。

昭和五十七年七月には、長崎大学歯学部附属病院口腔外科に麻酔科医として赴任しましたが、口腔外科の手術だけでなく、歯科治療のため全身麻酔を必要とする患者がたくさんいました。

新しくできた歯学部附属病院手術室で腫瘍摘出のため、初めて全身麻酔をかけたのは昭和五十七年七月二十三日、長崎大水害の日でした。無事に終了した記念に銅座（長崎一番の飲屋街）に誘われましたが、傘の目地を通して雨が落ち、それこそ、バケツをひっくり返したような豪雨で、丁重にお断りしました。タクシーを呼んでも「お客さん、冗談はやめてくださいい。車は走っていません」といわれ、私は大学病院近くの高台のマンションに避難しましたが、大方の人は病院を出ることができなかったようです。こうして、長崎での歯科麻酔科医としての生活が始まりました。

長崎大学では、口腔外科手術も全身麻酔が必要なケースが多いと気づきました。前任校では、口腔外科から提出された手術計画に基づいて、歯科麻酔科の手術室長が手術の順番、開始時間、全身麻酔か局所麻酔＋鎮静法を決めていました。麻酔担当医に決まると、何の疑問も持たず当たり前のように、全身麻酔あるいは鎮静法を施行していました。局所麻酔での手術も手術室で行うものは歯科麻酔科医が鎮静法を用いていました。

ところで、一般に医科では、局所麻酔での手術には麻酔科医は関与しません。当時の長崎大学歯学部口腔外科は、歯学部が新しくできるまでは長崎大学医学部歯科口腔外科でしたので、局所麻酔での手術は麻酔科医が関与しないのが習わしでした。おまけに、当時の口腔外科医は、全身麻酔をお願いするのは手間がかかって申し訳ないからというより、出血が少なく、局所麻酔で対処できるというのがあたかも優秀な外科医の証明であると粋がっていました。全身麻酔が登場した１７０年前の外科医の心境と似ているように思えてなりません。

しかし、口腔外科が扱う腫瘍や嚢胞の摘出、骨折の整復などは、痛みに敏感で脳に近いため、局所麻酔だけでは到底対応ができないことがたくさんあります。口腔の広範囲にきっちり局所麻酔を効かせるというのは案外難しく、手術に用いる器具も何やら恐ろしげで、開口器でめいっぱい開けさせられた口の中でギシギシ、カンカン音がすると、聞いている患者の苦痛は頂点に達すると思いました。口腔外科医は局所麻酔を追加しても効かなくなると、鎮痛薬や精神安定薬を次々と静脈から投与するので、かえって我慢しようという気持ちも吹っ飛び、患者はますます苦痛を訴えて体動も激しくなるようでした。

全身管理の必要性を真っ先に感じたのは、いつも局所麻酔で手術を受けるこのような患者の苦痛を目の当たりにしていた介助につく看護師でした。歯科麻酔科医が全身管理につかないのなら、手術の用意はしないと宣言したのです。それからは、あくまでも口腔外科の希望に沿うものの、全身麻酔、局所麻酔＋鎮静法、局所麻酔のいずれにするかは、歯科麻酔科医が主導権をとることにしました。それでも、「メスを握ると人格が変わる」と堂々と公言してはばからない口腔外科医や、「手術は外科医がすべて取り仕切りたい」という考えが多く、閉口しました。

ここで強調したいのは、手術は外科医、麻酔科医、看護師だけで成り立っているのではないということです。清潔な器具や器材を過不足なくそろえ、必要な薬剤を使いやすいように管理し、X線写真をすぐ撮れるようにし、室内を清潔に保ち、いついかなる時でも対応できるように整備する人も必要です。忘れてならないのは、私たちは「外科医」ではなく「患者」に対してサービスしているのです。外科医が手術しやすくなった結果、手術が円滑に進めば「患者のため」になるので、「外科医が気持ちよく仕事ができるように」と、現場の看護師とは共同戦線を張りました。

六　歯科医師が全身麻酔をかけていいの？

医業と歯科医業の関係については、一九四九年（昭和二十四年）に厚生省医務局長が各都道府県知事にあてて通達を出して以来、治療技術の進歩や学問的な体系の変化に応じて時代の解釈を加えています。

全身麻酔は、手術部位によってそれぞれ特別な配慮を必要とはするものの、医業と歯科医業で基本的には何ら変わりはありません。しかし、「心臓手術に全身麻酔は当然だが、歯科治療に用いるなんて納得いかない」という歯科医師も大勢いたことはすでに述べました。

考えてもみて下さい。全身麻酔法、局所麻酔法の発見なくしては、医学の発達はなかったのです。しかし、医学の世界においても、初めは必要に迫られて外科医が自前で全身麻酔をかけ、麻酔科が独立して存在する施設はあまりありませんでした。麻酔科医がいるところですら、外科医を助ける縁の下の力持ち的な扱いをされていたのは否めない事実です。

今では外科手術を行う病院では、専門の麻酔科医がいてありとあらゆる外科手術を可能としたばかりでなく、手術室では全身麻酔中の患者の安全を守る絶対王者として存在し、ペインクリニック、救急医療、集中治療などの発展にも大いに貢献しています。

では、歯科の全身麻酔の必要性はどうだったでしょうか。腫瘍の摘出、骨折の整復等の口腔外科手術は全身麻酔が必要でした。また、全身麻酔を用いなければ歯科治療ができない患者が少なくなかったこともすでに述べました。しかし、医科でも麻酔を行える医師が極端に少なかった時代で、一九五〇年代に歯学部は自前の麻酔供給を意図して、歯科医師の麻酔科医養成を文部省・厚生省の許可のもとに開始しました。一九六三年には東京医科歯科大学歯学部に歯科麻酔学講座が誕生し、歯学教育に麻酔が取り入れられました。「歯科医業を行うにあたって、必要欠くべからざるものであれば、全身麻酔を用いてよい」という考え方はすでにこの時代から存在したのです。その後次々と、歯学部、歯科大学に歯科麻酔学講座が誕生したのはよく知られています。

また、一九九六年厚生省において「歯科口腔外科に関する検討会」が医師側委員と歯科医師側委員がその診療範囲を取り決めました。全身麻酔法だけでなく、食事指導、摂食・嚥下訓練、静脈内鎮静法など、部位が特定できないものに関しても、歯科保健医療に貢献する行為は歯科医師が業として行って差し支えないとしています。

七　日本歯科麻酔学会の誕生

それにしても、全身麻酔を歯科医業に取り入れるには、学問的にも臨床的にも足固めをする必要がありました。

一九六六年（昭和四十一年）に第1回歯科麻酔懇談会が発足し、その後歯科麻酔研究会と名称を変え、一九七三年に第1回日本歯科麻酔学会が開催されました。それ以降、年1回、日本歯科麻酔学会学術集会・総会が開催されています（巻末資料）。この学会には毎年必ず出席していましたので、この一覧表を見ているとただの羅列ではなく、その時々のエピソードやだんだんとアカデミックに成長していく内容が思い出されて、感無量です。また、北海道（北海道臨床歯科麻酔学会）、東北（東日本歯科麻酔学会）、関東（関東臨床歯科麻酔懇話会）、関西（関西歯科麻酔研究会）、中・四国（中国・四国歯科麻酔研究会）、九州（九州歯科麻酔シンポジウム）などの地方会も開催され、活発な学術交流が行われています。また、歯科麻酔の国際的な学術集会も発足し、IFDAS（The International Federation of Dental Anes-

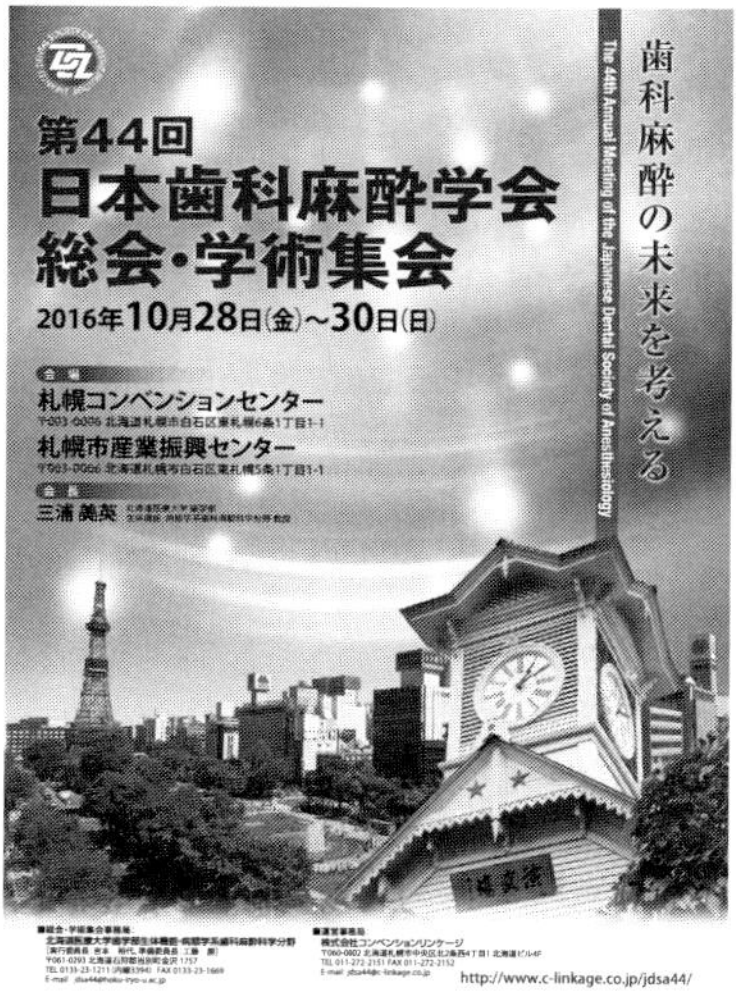
歯科麻酔の未来を考える
The 44th Annual Meeting of the Japanese Dental Society of Anesthesiology
第44回
日本歯科麻酔学会
総会・学術集会
2016年10月28日(金)〜30日(日)
札幌コンベンションセンター
札幌市産業振興センター
三浦美英
http://www.c-linkage.co.jp/jdsa44/

（一社）日本歯科麻酔学会より

thesiology Societies）は3年毎に、FADAS（The Federation of Asian Dental Anesthesiology Societies）は毎年（日本で行われる時は日本歯科麻酔学会学術集会開催中）開催されています（巻末資料）。

麻酔の国際学会での発表も増加し、日本の歯科麻酔科医が賞を獲得することも稀ではなくなりました。毎年、久保田康耶記念講演（日本歯科麻酔学会学術集会プログラム中）や、リフレッシャーコースという講習会を催しています。また、機関誌「日本歯科麻酔学科雑誌」の年4回の刊行、アメリカの機関誌［Anesthesia Progress］の刊行協力を行っています。歯科麻酔に関する各種資格認定事業の診査・認定あるいは更新、研修機関、準研修機関の診査・認定なども行っています。研究および調査については、歯科麻酔に関わる各種ガイドラインの策定、歯科治療時の全身的偶発症に関する調査、症例データベースの構築、他施設間の共同研究の推進など、多岐に渡っています。会員数は二〇一六年八月現在約2、500名です。

八　沖縄県心身障害児（者）全身麻酔下歯科治療事業

歯科医業を安全で確実に遂行するための手段として、全身麻酔はゆるぎない地位を築いていたにもかかわらず、歯科医師が全身麻酔をかけることは一般の人々だけでなく医療関係者の多くからなかなか理解が得られない時期が長く続きました。実際に、歯科医師が全身麻酔をかけていいのかという、くすぶり続けていた疑問を払拭するきっかけとなったのが沖縄県心身障害児（者）全身麻酔下歯科治療事業（以下、事業）です。

一九七五年（昭和五十年）、沖縄県歯科医師会は障がい者に対する歯科保健活動の普及、啓発のため「口腔衛生センター歯科診療所」を開設しました。この頃はどの県においても、障がい者に対する歯科治療の体制はほとんど整っていませんでしたが、特に沖縄県は島しょ地区であるため、隣県との交通の便も悪く、患者の紹介も困難な状況でした。もはや時間をかけて重度の心身障がい児（者）の口腔衛生状態に取り組むような状況ではなく、対応が急がれていたのです。当時の沖縄県歯科医師会理事が、全身麻酔を用いての治療をしなければこの問題は打破できないと考え、東京医科歯科大学歯学部歯科麻酔学講座の故久保田康耶教授を訪ね、全身麻酔下歯科治療を熱心に要請したのです。

一九七九年に、厚生省、沖縄県行政、沖縄県歯科医師会が一体となって全身麻酔下の歯科治療事業が開始されました。厚生省は、歯科麻酔科医・歯科治療医の派遣と派遣にかかる経費負担を、県行政は事業の広報および場所の確保、派遣医依頼、歯科医師会は、派遣医の調整、術前・術後の検診および歯科管理、歯科衛生士にかかる費用、治療に必要な機材の準備、材料にかかる経費負担、輸送など、業務分担を明確にしました。最初は浦添市にある歯科医師会館で、酸素、笑気のボンベを装備し、麻酔器を持ち込んで、全身麻酔下歯科治療を始めたのです。

この時、医科の病院の手術室を借りることはできませんでした。表向きの理由は、手術室は清潔な場所なので、感染した歯の粉塵をまき散らしてほしくないといわれただったと思われますが、実は歯科医師が歯科治療のために全身麻酔をかけることに病院側の理解が全く得られなかったからと感じました。歯科治療に対して全身麻酔をかけることも、重度心身障がい者施設（以下、施設）入所者の保護者の理解もなかなか得られませんでしたが、歯科医師会や施設のスタッフの熱心なすすめで、ようやく希望者が出てきました。

この事業における全身麻酔下歯科治療の結果はどうだったでしょうか。

保護者や施設のスタッフの喜びはまず、治療を受けた障がい児（者）の表情が明るくなり、笑顔が多くみられ、食事が進むようになったことです。それと悪臭がなくなったことでした。このような施設の悪臭は糞尿が原因ではなく、口臭です。職員の下着にまで臭いは染み込みます。食事の介助や、食事終了時に必ず口腔清掃を行うのも、手間がかかるとは思わなくなったと施設のスタッフも満面の笑顔を見せていました。

このような積み重ねが事業の大きな推進力となり、一九九八年にはようやく各地区の県立病院での事業が開始され、沖縄本島だけでなく八重山地区、宮古地区に事業は広がっていきました。やがて医科の病院の手術室で、ポータブルの歯科治療装置を持ち込んで、全身麻酔下歯科治療を行えるようになりました。事業は、二〇一六年四月に北部病院に歯科口腔外科が開設され今後の受け皿となるため、終了となりました。

現在、沖縄県歯科医師会は南風原町に口腔保健医療センターを立ち上げて、口腔健康管理・指導、摂食嚥下指導、日帰り全身麻酔、静脈麻酔、静脈内鎮静法などの事業を展開しています。

二〇一二年度時点での事業の実績は、事業回数80回、厚生労働省派遣医師・歯科医師延べ人数355人（うち歯科麻酔科医162人）、診療延べ人数1、676人（うち在宅552人）でした。沖縄県での全身麻酔下歯科治療は年に2回（1回につき1カ月間）行われましたが、麻酔の事故は1例も起こしていません。事業に関わったすべての人々の熱意と真摯な取り組みがあったからこそですが、慣れない場所で初めて会うスタッフと使い慣れていない器具や装置を駆使して、事故を起こさないよう懸命に全身麻酔をかけた歯科麻酔科医の努力なくしては為し得なかったことです。

私は、一九八〇年九月に歯科麻酔科医として1カ月間、沖縄に派遣されました。私が派遣されたのは事業が始まって2年目のことで、全身麻酔下の歯科治療は浦添市の歯科医師会館で行いましたが、沖縄県歯科医師会理事から「どんな小さな麻酔事故も起こしてほしくない」と強くいわれ、緊張でガチガチになり、気管挿管を終えると肩がコチコチに凝っていたのを今でも思い出すことができます。

この沖縄での経験は私が歯科麻酔科医として生きていくうえで大きな自信と支えになりました。事業が事故なく無事に済んで、安堵して治療を担当した相棒とスタッフとでうれしそ

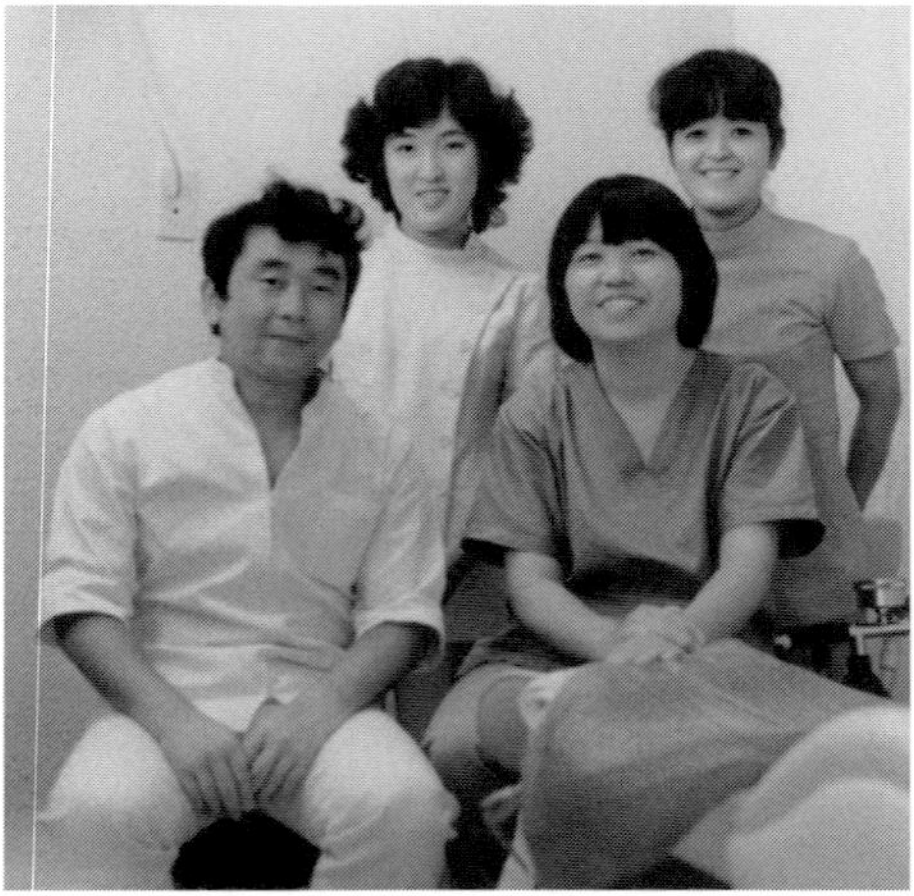

右下が筆者

うに写真におさまっています。事業に派遣された歯科麻酔科医はみな歯科麻酔認定医を持った者でした。日頃から研鑽を積んでいたのです。

九　障がい者についてのエピソード

特別な配慮をしなければならない患者に対する歯科治療は、よほどの覚悟がないと時間をかけた割にコストに見合わないこともあるので敬遠されがちです。それに対して敢然と立ち向かっている歯科医師は、誇りと愛情をもって治療に従事していることに間違いはありませんが、あまり自分を過大評価しないことです。歯科麻酔科医も、研修を積まないと全身麻酔に携わることができませんが、自分を特別な存在と思わないことです。どんな患者もどのような方法を用いようと、患者には望む歯科治療を受ける権利があることを忘れてはなりません。歯科医師が日頃研鑽を積んだ知識や技術をもって、歯科医療に従事するのは当たり前なのです。そういう自負をもって診療に臨んでいましたが、果たしてそれでいいのだろうかと考えさせられる出来事に遭遇しました。

長崎大学病院歯科系部門では、特殊歯科総合治療部を設置しています。車椅子の乗り降りが便利なように診療台の間が少し広く、静脈内鎮静法を使用することが多いので点滴台、モニタの置き場所も確保しています。切削器材も通常より良いものをそろえています。この治療部には歯科治療に特別な配慮が必要な、障がいのある患者が通っていました。

ある時、補綴を専門にしている先生が、この治療部に講師として配置換えになって来ました。今まで担当していた健常者の患者もこの治療部で診療することになりました。

すると、これまで通っていた障がいのある患者の表情がみるみる明るくなったのです。自分たちは特別ではないと喜んでいるようにみえました。歯科治療を何の屈託もなく受けてきた患者（健常者）と、特別な配慮をされてきた障がいをもった患者の表情は全くといっていいくらい異質なものと気がつきました。障がいをもった患者は、丁寧に治療してもらっていることはわかっているものの、社会の弱者として肩身の狭い思いで暮らし、歯科治療を受け急に特別扱いされて鬱陶しく感じていたのでしょうか……。同じように車椅子に乗っていたり、顔つきも自分と同じような患者しかいなかった待合室に、健常者がたくさんいるのです。医療側としては、障がいをもった患者にモニターを設置し、バリアフリーの広い診療室を用意し、安全に気持ちよく治療を受けてもらえるよう努力したつもりで、いい気になっていました。それは逆に「思い上がった狭い考えであったのかもしれない」と思えてきたのです。障がいをもった患者の望む歯科治療とは、「治療の精度を追求するよりも、普通の人と同じ待遇を受けたい」ということなのかもしれません。

——強直型の脳性麻痺の三十代の男性患者のことを思い出しました。強直型の脳性麻痺の患者は緊張すればするほど首や四肢が自分の意志に反して、思わぬ方向に激しく動いてしまうので、切削器具で歯を削ることは危なくてできません。その他、口腔内の細かい作業、例えば根の治療なども行うのはほとんど不可能です。このような患者には静脈内鎮静法（後述）を用いて体の動きをコントロールするのですが、薬剤を投与した後の記憶がない、いわゆる健忘効果も生じます。施術者にとってみれば、患者は意識があって意思の疎通は十分に行える上に動かないので、十分に治療ができます。患者にとってみれば、不快な治療の経験を覚えていないので、気持ちが楽になります。ところが、この患者は、記憶がない時にどんな治療をされているのかわからないのは不安だという気持ちを前面に出し、「自分が何をされているのか、わかっていたい」といって、2回目から静脈内鎮静法を断固拒否しました。何回かは患者も、押さえつける医療者側も汗だくになって治療をしましたが、ついには薬剤を使わないと治療ができないことをわかってくれました。

障がい者にはまだまだ住みにくい社会とは思うのですが、健常者がよかれと思っても、時には障がい者を傷つけてしまうこともあると思いました。

そうなると、特殊歯科総合治療部や障害者歯科という名前も健常者から隔離するようで、どこかしっくりきません。歯科疾患は全身的な障がいがあってもなくても、老若男女、あらゆる年齢層の人が罹り、特別なものではありません。健常者の中でも、むし歯が1本もなく歯科医療機関に一度もお世話になったことがない人はごくごく稀です。誰にとっても歯科治療はとても身近にあります。歯科医師としては障害のあるなしに関わらず、きちんと治療をすることが大前提ですが、治療前の患者の気持ちもできるだけ慮《おもんぱか》ることが必要だと痛感しました。

十　歯科麻酔認定医制度

歯科麻酔学あるいは歯科麻酔科医は歯科界ではどのような位置にあるでしょうか。まず、大学の歯学部あるいは歯科大学では、教育と研究の双方において必要な専攻分野ごとに講座を設置しています。講座は大きく分けて、基礎講座と臨床講座があります。基礎講座は、基礎医学、基礎歯学（解剖学、生理学、薬理学、病理学、細菌学、歯科材料学等）を担当しています。臨床講座は患者に接して診断・治療を行う分野（予防歯科学、小児歯科学、歯科矯正学、保存学、補綴学、口腔外科学、歯科放射線学、歯科麻酔学等）を担当しています。括弧の中の講座名は、今ではそれぞれの講座の専門研究分野を具体的に示す名前に変わっている大学が多くみられます。したがって、歯科麻酔学に限っていうと、標榜する講座名は必ずしも歯科麻酔となっていないかもしれませんが、歯科麻酔学は歯学教育の中で、歯科治療時の安全管理を担っている唯一の講座です。そのため、学生が学ぶのは、全身管理の基本、局所麻酔法、全身麻酔法、鎮静法、ペインクリニック、心肺蘇生など多岐にわたっています。臨床講座が所属する学会では、それぞれの専門性を追求して研修したものに、認定医あるいは、専門医という資格を与えています。歯科麻酔学会では、歯科医学会の中でいち早く認定医制度を確立しました。

沖縄県心身障害児（者）全身麻酔下歯科治療事業に歯科麻酔科医を派遣する3年前の一九七六年（昭和五十一年）に歯科麻酔認定医制度を発足させました。まず、この当時歯科麻酔に従事している施設の責任者30名を歯科麻酔認定医として登録しました。翌年には試験による歯科麻酔科医が34名誕生しました。日本歯科麻酔認定医の資格を取得するには、日本歯科麻酔学会在籍年数、研修年数、研修機関、全身麻酔と鎮静法の症例などを提示した書類を提出した上で、ペーパー試験と口頭試問を受けます。その後、歯科麻酔認定医の中から、さらに専門性を持った歯科麻酔専門医を育成しました。これも歯科麻酔認定医と同様、書類の提出を求め、試験を課しています。また、施設の指導者は歯科麻酔指導医として歯科麻酔学の教育に当たっています。二〇一五年八月現在、歯科麻酔指導医31名、歯科麻酔専門医２７０名、歯科麻酔認定医１、２３３名となっています。

二〇一二年十二月三十一日現在で歯科医師の数は１０２、５５１人（男性８０、２５６人／78・３％、女性２２、２９５人／21・７％）ですが、約１・２％の歯科医師が歯科麻酔認定医を取得しています。

歯科医療の中には全身麻酔を必要とするケースがあることを理解していただけたでしょうか。麻酔の発展、すなわち局所麻酔だけでなく全身麻酔の発達が、いかに歯科治療の安全性、確実性に寄与したかを認識して、以後読み進めていただければ幸いです。

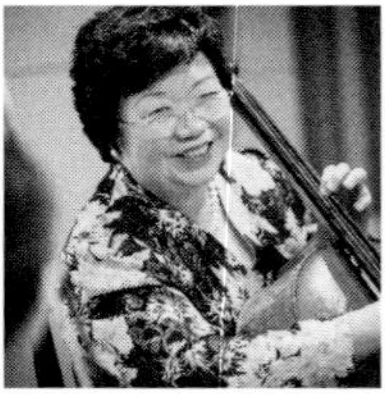

第二章　わかりやすい歯科麻酔

～歯科麻酔科医ってどんな仕事をしているの～

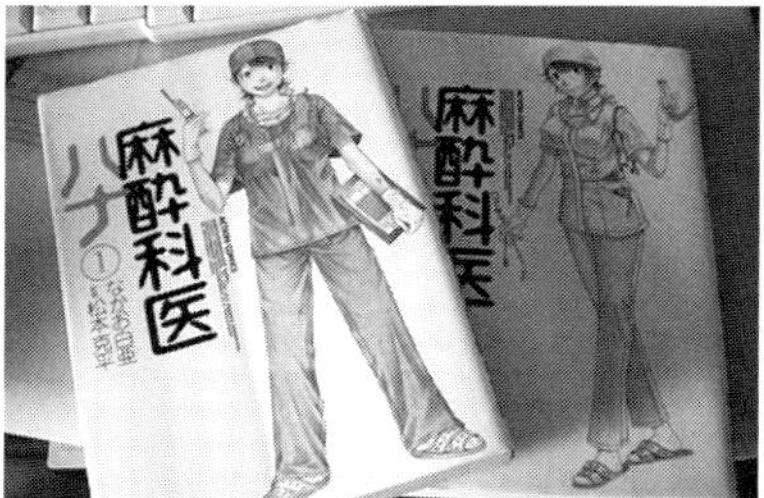

主に手術室にいるため、患者と接する機会も少なく、脚光を浴びやすい外科医の影で知られざる「麻酔科医」の実態をコミカルかつシリアスに描いた漫画。

主人公の華岡ハナ子は、世界で初めて全身麻酔下による手術を行った外科医「華岡青洲」がモデル。

この章では全身麻酔の基礎と、歯科麻酔科医が全身麻酔にどう携わっているかを明らかにしていくことにしましょう。

一　全身麻酔のメカニズム

(一)　全身麻酔の種類と麻酔作用

全身麻酔とはどのようなものでしょうか？

麻酔薬は投与したら確実に効き目が現れ、投与をやめると直ちに効力がなくなるものでなければなりません。麻酔薬ほど効果がはっきりと、誰の目にも見える薬剤はそうはありません。吸入した麻酔薬、静脈内に入った麻酔薬はどのようにして効いていくのでしょうか？

まずは、吸入麻酔薬です。気体として吸入した麻酔薬は左右の気管支からたくさん枝分かれした細気管支を通って末端の肺胞に到達します。肺胞にはたくさんの毛細血管が取り囲んでおり、麻酔薬は拡散によって血液に溶け込んで全身に運ばれ、脳組織に速やかに吸収されます。いくら速やかとはいっても、吸入した麻酔薬の濃度と脳組織における吸入麻酔薬の濃度が平衡に達して初めて、麻酔作用を発揮するのです。

よく、テレビのドラマで、誘拐する時に吸入麻酔薬を使用するシーンがあります。実際はあんなに簡単に麻酔がかかることはありません。常温では液体の吸入麻酔薬をハンカチにしみ込ませて、気化したものを吸入させようということなのでしょうが、ハンカチにしみ込んだものが気化して吸入してしまえば麻酔薬は存在しなくなります。麻酔をかけようと思えば、麻酔薬がしみ込んだハンカチを次々と吸入させ続けなければなりません。しかも口と鼻を塞いだくらいで、一瞬くらっとするかもしれませんが、大のおとなの意識を簡単に失わせることは到底できません。ましてや、スプレーで2、3回噴霧したくらいで、全身麻酔がかかるなんてあり得ません。子どもでさえ押さえつけて、フェイスマスクを漏れのないようぴったり顔面に押しつけ高濃度の麻酔ガスを供給し、5〜7回吸入してやっとおとなしくなるくらいです。通常は少しずつ吸入濃度を上げて、時間をかけて導入します。だんだん意識が消失していく過程は、天国に行く心地どころか地獄に堕ちていくような気分だそうです……。

その点静脈麻酔は、5つも勘定しないうちに意識がなくなります。静脈麻酔薬は直接血管に注入するので、血流によって速やかに脳組織に運ばれ麻酔作用を発揮します。そしてかなり快適です。頻回麻酔（135頁参照）を余儀なくされる小児患者の多くが、マスクの麻酔はとっても苦しくていやだから、注射を我慢するといって静脈麻酔を選ぶくらいです。

最近はめったに、あるいは全く使用されなくなったものに、筋肉麻酔、経口麻酔、直腸麻酔があります。筋肉麻酔は筋肉に注射するので、静脈に注射するより簡単なため小児に用いることがありますが、静脈注射より痛みを伴い、神経を傷つけやすいのが欠点です。逃げた動物を生きたまま捕まえるため動物のお尻に打つ麻酔銃は、筋肉麻酔にあたります。経口麻酔は華岡青洲の作った通仙散《つうせんさん》はまさにこれですが、消化管から吸収されて効果が出るので、個人差も大きく深度の調節が困難です。今でも乳幼児の簡単で痛みを与えない検査に用いることがあるようですが（もちろん通仙散ではありません）、麻酔に必要な量を飲んでくれないことや、効果も不確かな所があります。通仙散が広まらなかったのは、青洲が配合や使用方法を一子相伝にしたという理由だけではなかったのです。直腸麻酔は、主に乳幼児に用いました。肛門から注入するので、痛くはないのですが、直腸内にとどまらせるのに熟練の技が必要でした。

麻酔薬は、確実な麻酔作用があって、投与したらすぐに麻酔状態に入り、手術が終わったら直ちに覚める必要があります。吸入麻酔薬のように肺を経由する場合、身体の他の経路の出入りより、明らかに大量で急速に排泄されます。したがって、これまでは投与を止めると直ちに覚醒するという点で、麻酔の維持に吸入麻酔薬は独壇場でした。

しかし、吸入麻酔の余剰ガスを集めて処理するには特別な排泄装置が必要です。その点静脈麻酔薬は体内で代謝され、簡単な物質に変化し、尿から排泄されます。ところが、代謝され、排泄されるまで時間がかかります。その点、近年多用されているプロポフォールは代謝が速く体内に蓄積せず、投与を中止すると直ちに覚醒します。麻薬や鎮痛薬などを組み合わせ痛みを抑えることができるので、深い意識の喪失は必要なくなったのです。しかし、別の問題が起きました。吸入麻酔薬が脳での濃度を容易に推定することができるのに対して、静脈麻酔薬は脳内の濃度の推定が不確実なのです。そのため、手術をするのは差し支えない状態ではあるけれど、意識が完全に消えていない、あるいは意識が戻っている可能性が出てきました。すなわち「術中覚醒」を経験する患者が出てきたのです。脳波（デルタ波、シータ波、アルファ波、ベータ波）の出かたをもとに意識がないか、覚醒しているかをみる機器はありますが、どの程度の意識があるかという「意識をモニターする方法」がないので厄介です。すなわち、かすかに夢を見ているようなのか、はっきり周囲の会話が聞こえているのか、呼吸ができずに苦しいのか、痛くてたまらないのか、状態がわからないのです。麻酔の作用機序に関わる問題でもあり、意識の程度を測定するモニターの開発は今後の研究に期待する所です。

㈡　麻酔の作用機序

全身麻酔薬は初めは自然界に存在し、経験的に「これは全身麻酔薬として使える」とされたものを用いてきました。麻酔はどうしたらかかるか、そのメカニズムを研究してできた訳ではなかったのです。麻酔薬が血流によって脳組織に運ばれ、効果を発揮するところまではわかっているのですが、不思議なことに脳組織の中での作用機序は諸説紛紛あって、未だにはっきりしないのです。麻酔の作用機序の研究は、分子から細胞、組織までの様々なレベルで、種々の動物によって行われてきました。動物が意識消失、鎮痛、骨格筋弛緩、侵害刺激による体動の消失などを現すのを麻酔作用としていますが、麻酔薬が分子や細胞、組織にどのように作用するかのすべてを総合的に実験して、その関係を明らかにしなければなりません。これまで、たくさんの人が膨大な研究をしてきましたが、結果が出るに至っていません。もちろん、現在全身麻酔に使われる薬剤のうち作用機序がわかっているものもありますが、いわゆる「全身麻酔薬」として認知されている薬剤は、ある麻酔薬ではこのメカニズムでも他の麻酔薬には全く当てはまらないなど、1つの説で説明することができず、ほとんどわかっていないといわざるを得ないのが現状です。メカニズム解明のための研究が営々と続いているのです。

(三) 全身麻酔の概念

それでは「全身麻酔状態」とはどんな状態でしょうか？　真っ先に浮かぶのは「意識がない」状態です。では、意識がないとはどういうことでしょうか？　眠っている状態とどう違うのでしょうか？　睡眠中は意識がありませんが、手術はできません。なぜなら体にメスを入れたとたん、痛くて目が覚めてしまうからです。また、薬物に対する反応は個人差が大きいので、麻酔に必要な程度の意識の喪失は得られても、完全に意識をなくしているかどうかはわかりません。応答すれば意識があると判定できますが、応答がないのが必ずしも意識がないとはいえないのです。筋弛緩薬が奏功して動けない状態なのかも知れません。意識や睡眠のメカニズムも分子レベルでは解明できていないのが現状です。

では、全身麻酔はどのような状態を作り出しているのか、どのような条件を備えれば手術ができるのかという点から考えてみます。少なくとも、意識がなくて、痛みを感じず、筋肉が弛緩しているといった状態でなければ手術ができません。手術をしている時、痛みを感じないのは最低条件です。しかし、痛みを感じていないとどうして判断できるのでしょうか。少なくとも吸入麻酔薬においては、麻酔の強さを表すＭＡＣ（50％の人が皮膚切開を加えても動かない肺胞最小濃度）が指標となるので、この値より高い濃度のガスを供給すれば痛みを感じていないと判断することができます。静脈麻酔では、鎮痛薬（主に麻薬）を投与しますが、本当に痛みを感じていないのか、正確にはわかりません。意識がある状態での鎮痛薬の効果を参考にして、このくらいの量を投与すればおおむね痛みを感じていないだろうと推測して使っているのです。また、手術は怖いから意識はない方がいいに決まっていますし、筋肉が弛緩している方が手術はやりやすい。もちろん、これだけの条件で手術ができるわけではありません。手術する臓器によって、それぞれ特別な準備と配慮が必要となります。手術とは、とりも直さず生体を傷害することです。出血し、意識がないといっても手術部位のストレスは神経系や免疫系に大きな影響を与えています。したがって、全身麻酔の概念は、①完全な無痛②意識消失③ストレス反応の減弱の3つを備えているものとなります。

㈣　麻酔に必要な機器

静脈麻酔は、薬剤を静脈に投与する注射器があれば簡単にできますが、意識がなくなると同時に呼吸が停止するか抑制されるので、人工換気ができるものを備えておかなければなりません。一般的には、全身麻酔をかけるには全身麻酔器が必要です。また、患者の生命兆候を客観的に監視する機器も必須です。手術室の中の装備や機器を直接見る機会はそうあるわけではないので、難しく感じるかもしれませんが、究極の全身管理に役立つと思って、言葉

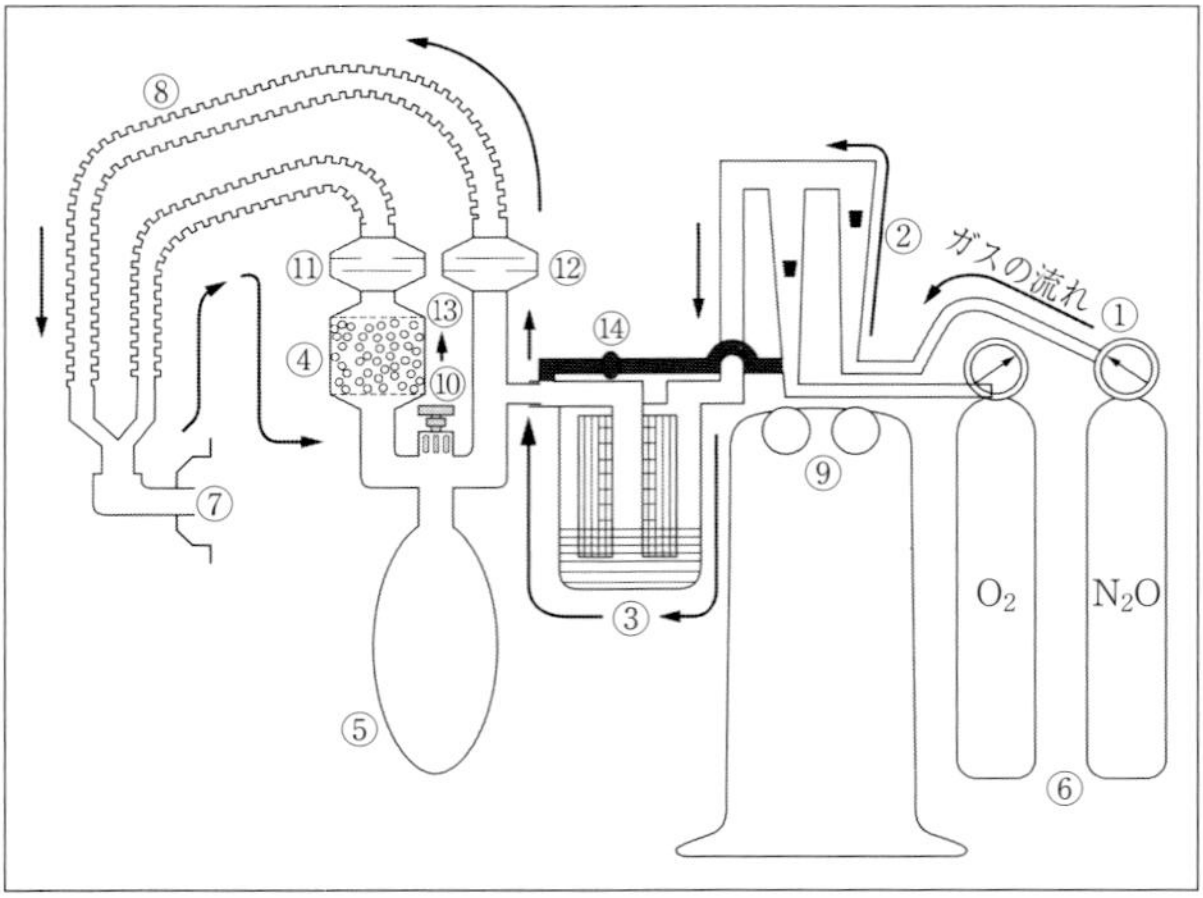

図１　麻酔器の構造図[3)]

①圧力計②流量計③気化器④ソーダライムのカニスター⑤バック⑥ボンベ⑦マスク⑧蛇管⑨減圧弁⑩排気弁（pop-off valve）⑪呼気弁⑫吸気弁⑬余剰ガス弁⑭酸素フラッシュ弁

だけでも記憶にとどめておくことを期待してご紹介します。

① 麻酔器の構造（**図１**）

大きく分けると、４つの部分からなっています。

●ガス供給部

気体を入れる金属製の容器をボンベといいますが、通常はボンベを手術室や診療室等に持ち込みません。中央配管システムといって、ガスを供給する専用の部屋から各診療室に連続的にガスの供給が受けられるよう配管しています。アウトレット（ガスの出口）は天井に吊り下げられたホースの先か壁

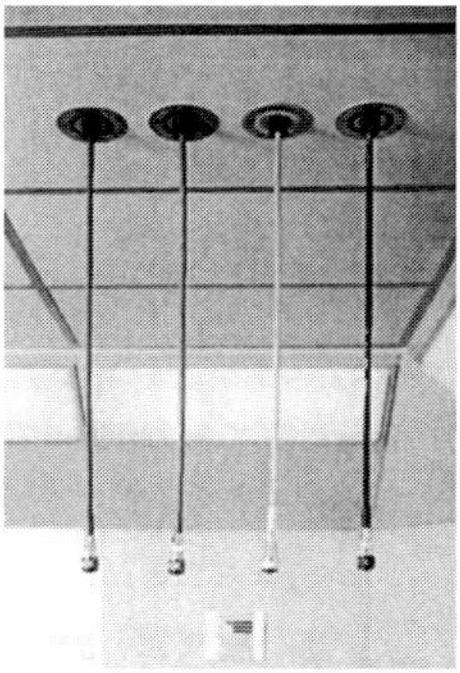

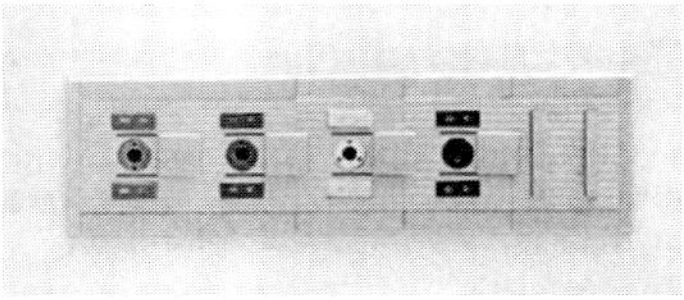

図2　天井から吊りさげられたホースの先（左）と、壁面のアウトレット（右）はピンインデックスシステムがとり入れられている[4)]

面に設置されています。アウトレットはピンインデックスシステムといって、ガスごとに特定の間隔の穴があり、酸素は酸素、笑気は笑気にしかつながらないようになっています（**図2**）。ボンベにも同じように、特定のガスに特有の穴があいています（**図3、4**）。しかし、中央のおおもとの所で酸素と笑気を間違えて接続したらどうなるでしょうか？　酸素と笑気のアウトレットを反対に取りつけたらどうなるでしょうか？　酸素と思って投与したガスは笑気です。実際にこのような事故が起きています。酸素を使用する時は、いつも患者に投与する前に自分で吸入してみることが大切です。

●流量計

常温、一気圧で気体として存在する、笑気、酸素、空気の毎分の供給流量（L/min.）を表示します。

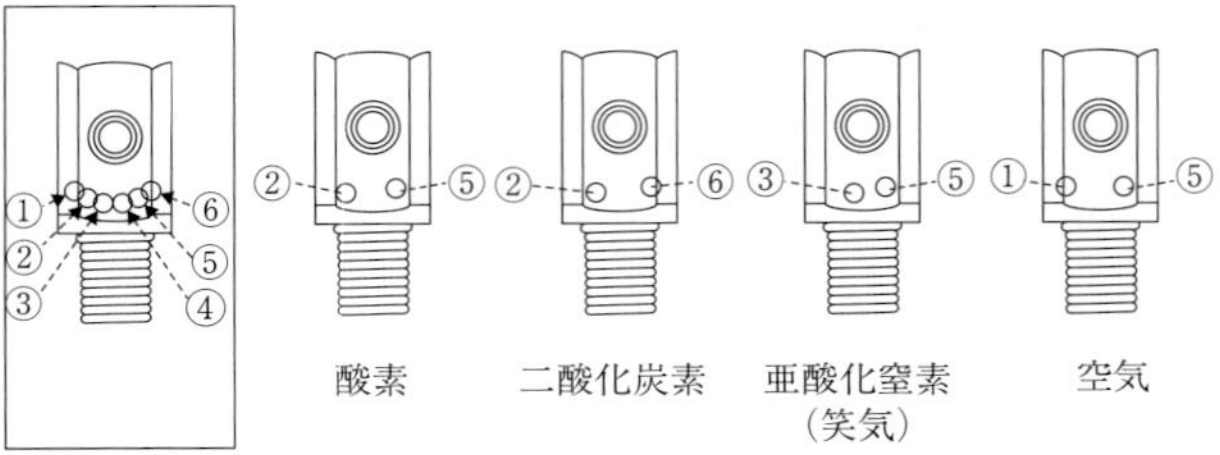

図 3　ボンベの頭についているピンインデックスシステム
（久保田先生講義ノートより）

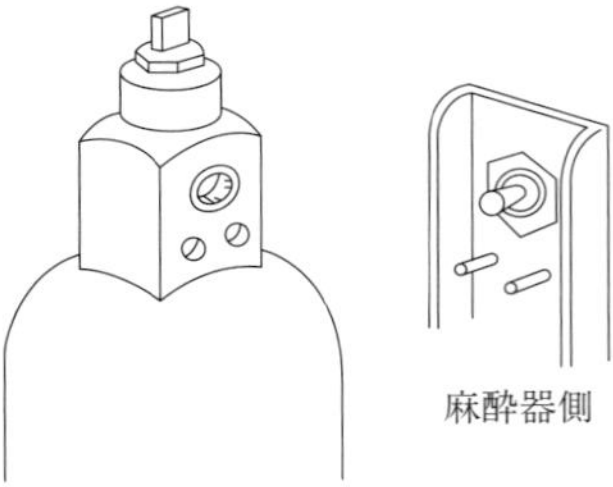

図 4　ピンインデックス方式による麻酔器とボンベの接続
（久保田先生講義ノートより）

●気化器

麻酔に使用するガスは、笑気を除いて常温では液体で存在するため、気化させる必要があります。吸入麻酔薬それぞれに専用の気化器があり、気化器はダイヤル1つで正確な濃度が得られますが、振動を与えると急に高濃度のガスが出ることがありますので、麻酔器の位置を移動する時はダイヤルをオフにします。麻酔器の位置を確定した後は忘れずに、気化器のダイヤルをオンにしてガスを供給します。

●吸入回路

麻酔に使用したガスは患者に供給した後、循環させて再利用します。この時問題になるのは、呼気中に含まれる二酸化炭素が蓄積することです。そこで、二酸化炭素を取り除くしくみが必要なため、カニスターという容器の中に二酸化炭素吸収剤を入れて呼気を通すのです。

②　吸引器

麻酔の導入、覚醒時に分泌物や血液を吸引するために必要不可欠なものです。作動するかどうか、必ず確かめます。吸引器の先の材質や形状も大切です。口腔内、気管内のものそれぞれを吸引する清潔で着脱しやすいものを用意します。

③　フェイスマスク

顔面に密着させて、ガスを送り込みます。鼻と口を覆うことができる最小のものを選択します。小児には、術前に訪問して、マスクに慣れ親しませるために合わせてみるのも得策です。

④　喉頭鏡

気管チューブを気管に挿入する時に、喉頭を直視するために用いる器具です。ハンドルとブレードからなり、先端から小さな電球あるいはファイバーで喉頭がはっきり確認できるようになっています。ブレードが直型をL型といい、直接喉頭蓋をすくって、声門を直視します（**図5-a**）。曲型はマッキントッシュ型といい、喉頭蓋谷に置いて喉頭蓋を翻転させ声門

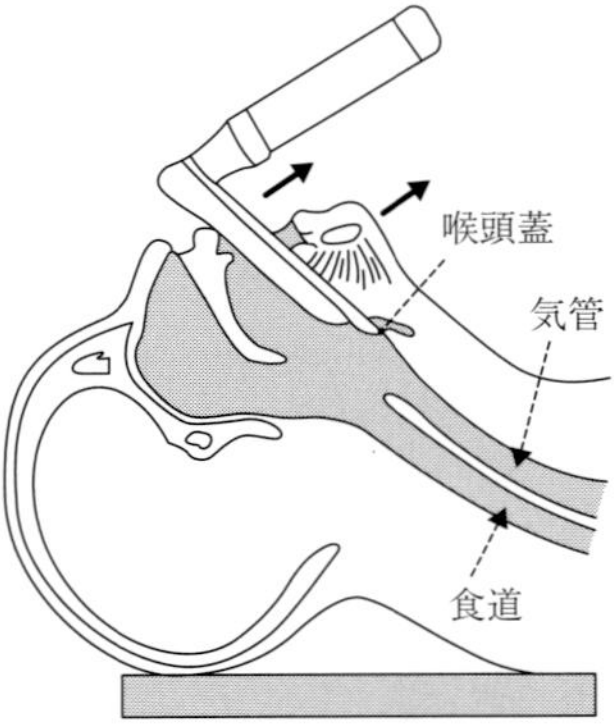

図 5-a L 型（直型）を用いた喉頭展開。ブレードで喉頭蓋をすくって矢印の方向にハンドルを押し上げる

（久保田先生講義ノートより）

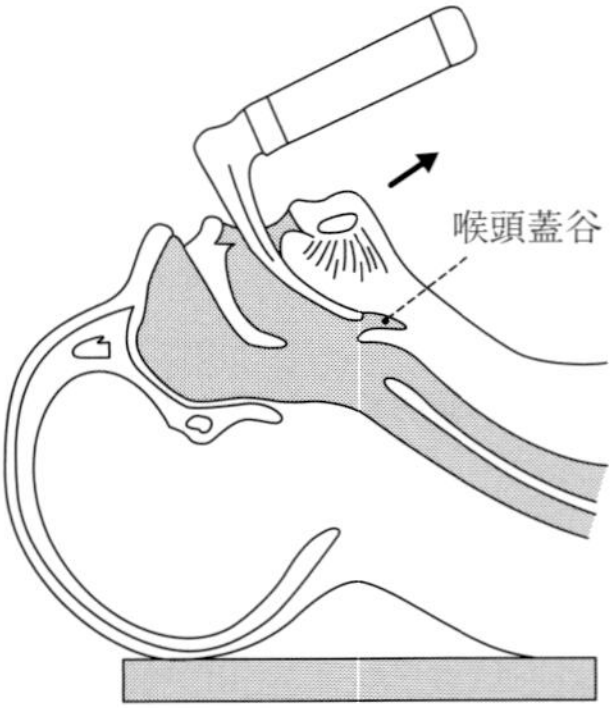

図 5-b マッキントッシュ（曲型）を用いた喉頭展開。ブレードの先端を喉頭蓋谷まで進め、矢印の方向にハンドルを押し上げる

をみます（**図5-b**）。

⑤　気管チューブ

気管に挿入するチューブです。経口挿管用、経鼻挿管用、さらに内腔が狭窄しないような工夫を凝らしたものなど、多種あります（**図6**）。

⑥　患者監視装置（以下モニターという）

全身麻酔中、患者は意識がありませんので、麻酔科医は常にアンテナを張り巡らせて、生体から送られてくる信号を受け取り、分析しなければなりません。モニター機器については後述します。

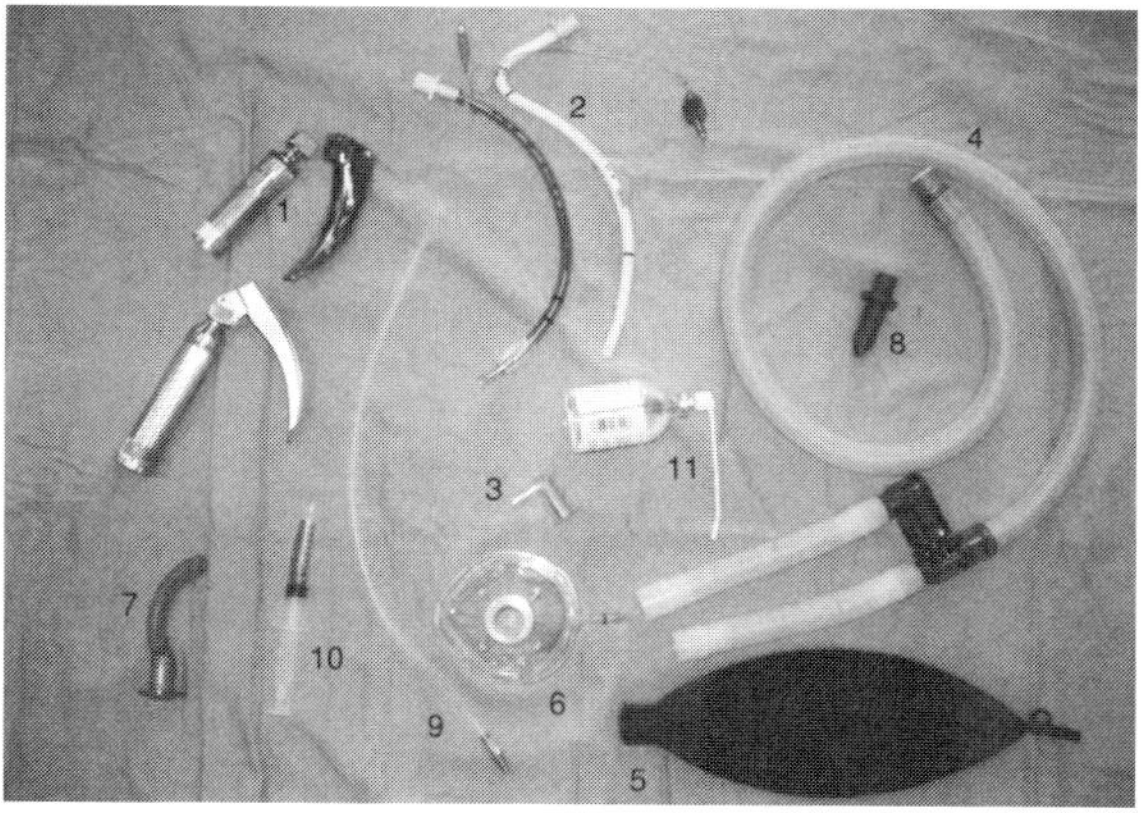

図6　気管麻酔の器具[3)]

1. 喉頭鏡 2. 気管チューブ 3. コネクタ類 4. F 回路 5. リザーバーバッグ 6. フェイスマスク 7. エアウェイ 8. バイトブロック 9. 吸引用カテーテル 10. カフ用注射器 11. リドカインスプレー

⑦ ラリンジアルマスク（laryngeal mask airway）

ラリンジアルとは喉頭部のことで、ラリンジアルマスクとは、文字通り喉頭を覆うマスクという意味です。気管に気管チューブを挿入するのではなく、気管の入り口の喉頭部をマスクで覆い、漏れのないようカフを膨らませてマスクから出ているチューブから換気を行う気道確保の器具です（**図7**）。体格に合わせて1から5までの適正なサイズのマスクを選びます。

術野が口腔内の歯科口腔外科ではマスクから出ている換気のためのチューブが邪魔になるので、適応する症例は

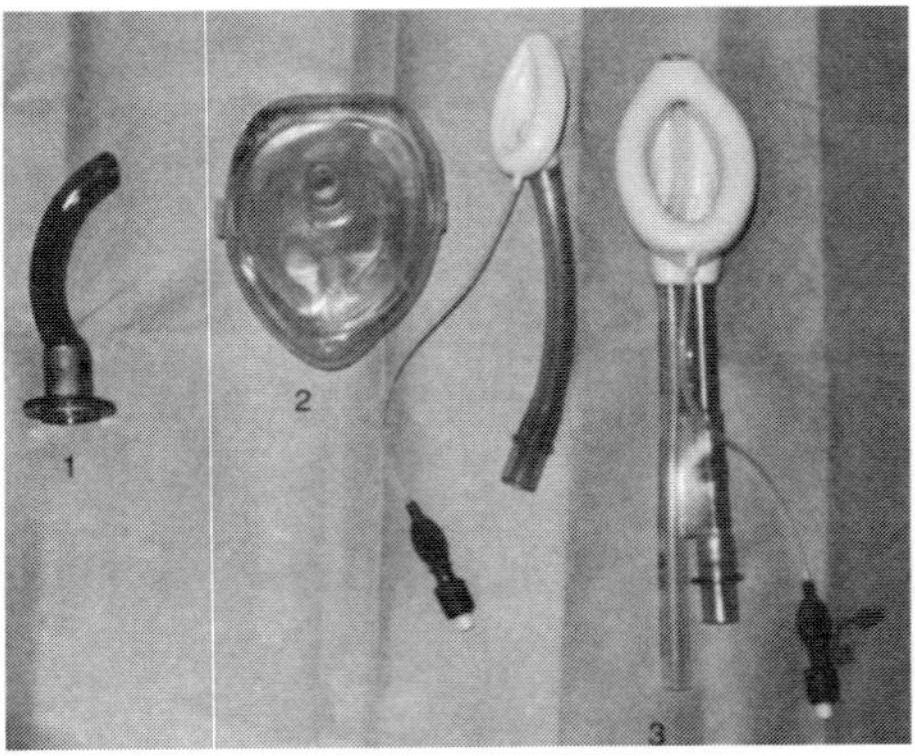

図7 エアウェイ、マスク、LMA[3]
1. エアウェイ 2. フェイスマスク 3. ラリンジアルマスク

少ないのですが、喉頭鏡のような特別な器具を用いずに比較的容易に挿入ができ、気管挿管に伴って損傷が生じる可能性のある声帯、気管、喉頭蓋、喉頭蓋谷を守ることができる利点があります。他方、マスクが喉頭に適合していなくて漏れがあると、口腔内にある分泌物、血液、胃液などを気管に押し込んでしまう、換気が十分にできない、漏れたガスで胃が膨満するなどの欠点があります。また、胃にたくさんの内容物がある時は禁忌です。麻酔が浅い時に挿入すると、喉頭痙攣《けいれん》を起こすのは気管挿管と同じです。気道確保の1つとして、いつでも使えるように準備するにこしたことはありません。

（五）簡単な麻酔の知識

麻酔の開始から終了までの期間を、おおまかに3つに分けています。開始から施術ができるまでの深さに達する（効き目が現れる）のを導入（introduction）、施術を行っている期間を維持（maintenance）、施術が終了し意識を取り戻す（効力がなくなる）までを覚醒（emergence）といいます。

①　麻酔の導入

麻酔の導入には通常、静脈麻酔が使われます。脳でのメカニズムがよくわかっていないのによくまあ思い切って入れるなあというくらい、静脈麻酔薬は一気に入れます。しかし、静脈麻酔薬以外の間違った薬剤を入れてしまうと取り返しがつかない事態になる可能性もありますので、細心の注意を払わなければなりません。注射器にラベルを貼り、薬剤名と1㎖あたり何mg入っているかを記載します。麻酔薬だけでなく、静脈に投与する薬剤はすべて薬剤名と量を明記します。誤薬を投与しないための注意はまだまだありますが、ここでは割愛します。そもそも人間とはエラーをするのです。医療の現場では、疲れている、経験が浅い、人手不足等の言い訳は決して通りません。したがって、エラーをしにくい体制や一人がエラーしても取り返せる体制が必要です。麻酔では、このような体制が徹底しているといっても過言ではなく、安全管理、危機管理に大いに役立っています。安全管理については後述します。

次に、あらかじめ手術内容と予定時間が外科から示されるので、これに沿って麻酔計画を立てることとしましょう。

まずは導入です。通常、導入には効果が速やかな静脈麻酔を用いることはすでに述べました。静脈麻酔を用いると意識の消失が速いので、急速導入といいます。しかし、静脈麻酔薬の中には、喘息患者に禁忌の薬剤や、心血管系に強く影響が出る薬剤があるので、十分に注意しなければなりません。一方、マスクを顔面に密着させて、吸入麻酔薬の濃度を徐々に上げて導入する方法もあります。これは意識の消失が緩やかなので緩徐導入といいます。いずれの方法も意識がなくなるにつれて呼吸が抑制されるか、あるいは停止するので、気道を確保して換気を行います。気道を確保するとは、頸部を伸展させ、頭部を後屈し、下顎を挙上することによって気道を開通させることで、換気がしやすくなりガスを容易に肺に送ることができます。ついで、筋弛緩薬を投与して、気管チューブを挿管します（**図8**）。挿管が困難な症例は、あらかじめ十分準備をしなければなりません。場合によっては意識を残したまま挿管することもあります。気管チューブは手術の場所によって、経鼻的、あるいは経口的に行います。口腔外科手術や歯科治療には、経鼻挿管を行う症例が多くみられます。経鼻挿管の失敗の原因の1つは気管チューブの湾曲が大きすぎることで、チューブは食道に入ってしまいます（**図9-a**）。他方、気管チューブの先端のカーブが強すぎると、チューブは喉頭蓋谷に入り込んで舌根部につかえてしまいます（**図9-b**）。このような時は、マギル鉗子で気管チューブの先端をはさみ、声門から気管へ少しずつ挿入します（**図9-c**）。

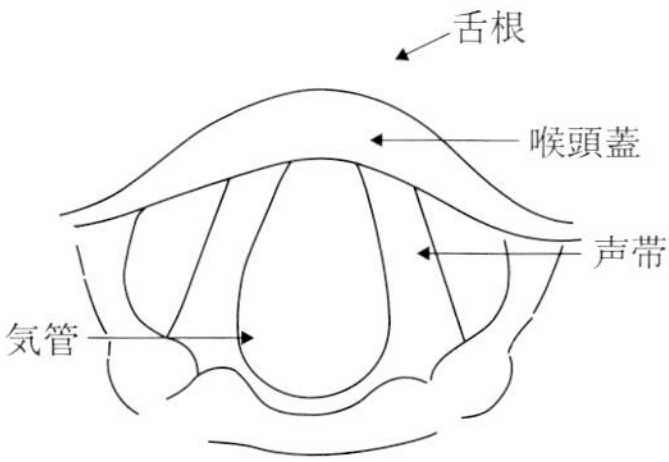

図８　喉頭鏡でみた喉頭（声門は開いている）

②　麻酔の維持

次いで維持です。手術時間はあくまで予定で、早く終わることもあれば延長することもあります。したがって、手術時間の長短だけでなく、ありとあらゆる事態に対処するため、麻酔の維持には調節性のよい麻酔薬を使用します。調節性のよい麻酔薬とは、濃度の調節が容易で、投与を中止すれば効果が速やかに消失するものです。たいていは吸入麻酔薬を用いますが、静脈麻酔薬のプロポフォールが調節性のよさのため近年多用されています。

手術中の適切な麻酔深度とはどのようなことでしょうか？　痛みをもたらし、組織に損傷を引き起こすような刺

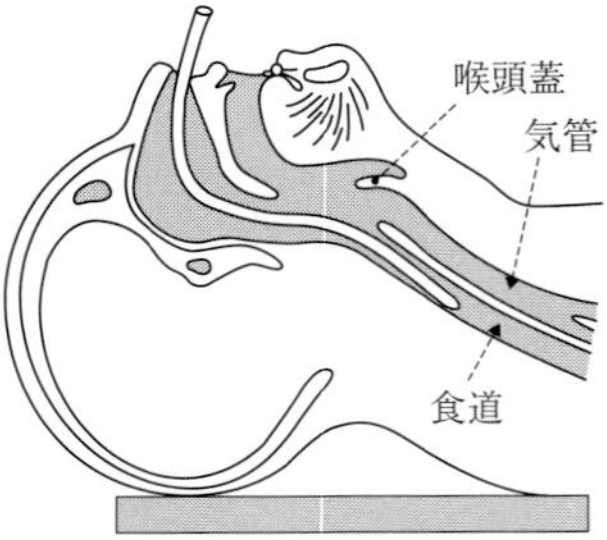

a. 気管チューブの湾曲が大きすぎて食道に入る

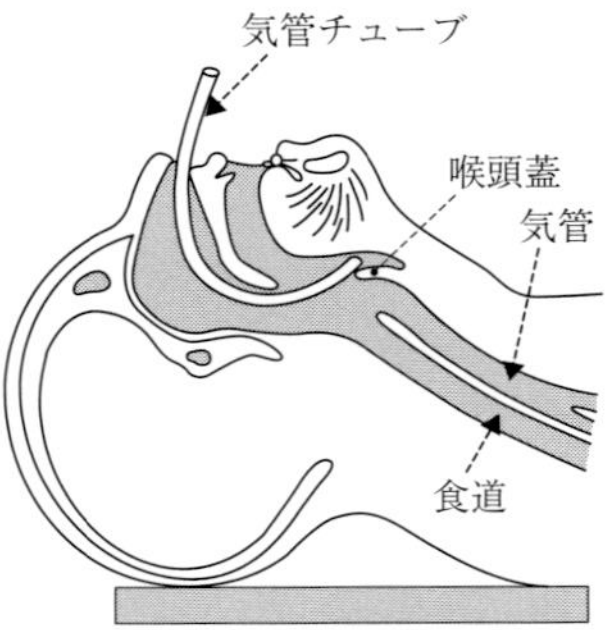

b. 気管チューブの先端のカーブが強すぎると、喉頭蓋谷に入りこんで舌根部につかえる

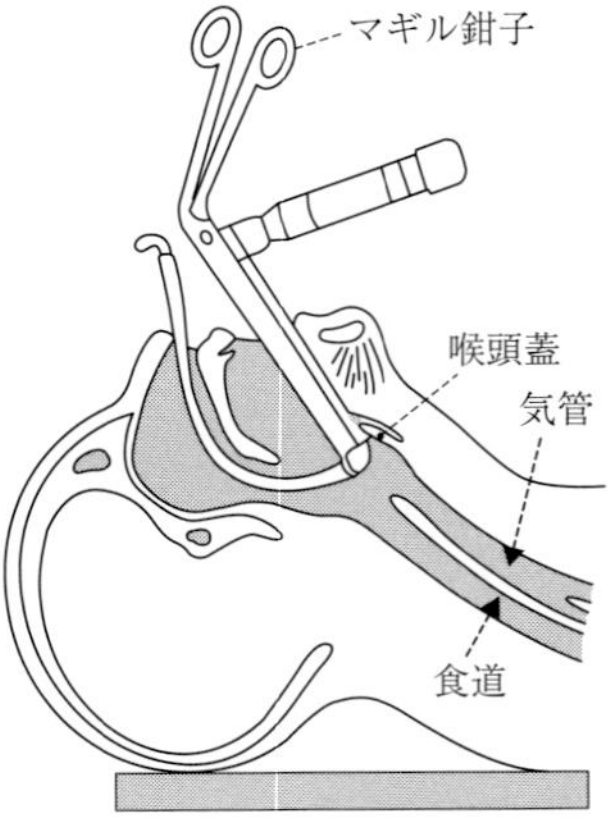

c. 気管チューブの先端をマギル鉗子ではさみ、気管に挿入する

図9　経鼻挿管失敗の原因と対処法

（久保田先生講義ノートより）

激のことを侵害刺激といいますが、手術はまさに生体に侵害刺激を与えます。侵害刺激から生体を守るために麻酔薬を投与して、鎮痛や鎮静状態を維持しなければなりません。侵害刺激に対して麻酔が浅すぎると、循環器系の反応として、血圧が上昇して脈拍数が上がります。反対に、麻酔薬を投与しすぎて麻酔のレベルが深くなると生体はどういう反応を示すでしょうか？　循環器系を例にとってみると、血圧が下がります。ところが、手術中の血圧低下は何も麻酔薬の過量投与だけで起きるものではありません。手術をするとは出血するということです。例えば、出血が続けば循環血液量が減って血圧が下がります。循環器系の担っている重要な役割は、組織に酸素を送ることです。循環血液量が減少して組織に効率よく酸素を運べないと血流を速める、すなわち心拍数を上げて代償しようとするのです。このように、手術は侵害刺激だけでなく、出血が引き起こす現象に対しても生体に複雑で大きな変化をもたらすのです。したがって、適切な麻酔深度を保つには、血圧・脈拍数だけを指標にするのではなく、手術の侵襲度、出血、輸液、尿量などを総合的に考慮しなければなりません。

一方、麻酔中の呼吸器はどのような状態でしょうか？　多くの麻酔薬は呼吸にも抑制的に働きます。すなわち、1回の呼吸量や呼吸数の減少などが見られるのです。しかし、たいていの場合は筋弛緩薬を投与するので、呼吸筋が弛緩して呼吸は止まっています。人工的に換気を行わなければなりません。

ここで、自発呼吸と人工換気の大きな違いに目を向ける必要があります。自発呼吸において吸気時は、呼吸筋の働きで胸郭が大きく広がって空気が吸い込まれます。人工換気で胸郭が広がるのは、人工的に陽圧をかけているからです。自発呼吸を残して換気を補助するやり方もありますが、吸気のタイミングを計ってうまく送気する必要があり、一歩間違えると走っている自動車の窓から顔を出して思いっきり風を受けることと同じになり、呼吸筋にもよけいな仕事をさせてしまうことになります。そのため、あらかじめ筋弛緩薬を投与して、呼吸を止め、人工換気にしているのです（もちろん、筋弛緩薬を投与するのは手術をやりやすくするためでもあります）。しかし、人工換気は生体の生理的な自発呼吸と違って、あくまでも人工的に陽圧をかけて行うので、十分に肺胞が膨らんでいるかどうかわかりません。したがって、1回の換気量、換気回数を定め、時々十分に肺を膨らませるようにしなければなりません。このような呼吸の管理は麻酔科医が担っています。麻酔科医が命綱を握っているといわれる所以でしょう。

コーヒーブレイク

麻酔科医と外科医は患者を挟んで綱引きすることがままあります。麻酔科医は全身麻酔をかけなければ手術はできないし、術中の命綱を握っているという自負があります。一方、外科医は麻酔をかけただけで病気が治るわけではなく、手術をしてこその救命と胸を張ります。胸を反っくり返るほど張るあまり、手術する局所だけしか見ない外科医もいて、全体を見渡している麻酔科医はハラハラすることもあります。

口蓋形成術の麻酔はとても気を使う、もっとも嫌な麻酔です。筆舌に尽くしがたい嫌らしさは口腔外科の麻酔でご紹介します（129頁）。あたり前の話ですが、術野がよく見えないと外科医は手術ができません。口蓋を直視するには術者は患者の頭の上に位置して、やや覗き込むような姿勢をとります。通常は肩枕を入れて患者の頸部を伸展して頭部を後屈します（**図10－a**）。ところが、頭を手術台から下げ、さらに手術台の頭部を低くする状態（**図10－b**）を要望する口腔外科医がいました。この状態では、頭は心臓よりかなり低い位置になります。いくら脳循環に自動制御装置が働いて血液がそっくり脳に追し寄せるようなことはないといっても、あんまりだと文献片手に抗議すると、「なあーに、頭から落ちないよう足を縛っておくから大丈夫だよ」との答えが返ってきました。

肩枕を入れて頭部を後屈して、十分口蓋がみえる体位をとってあげたのですが、やはり、頭部を低くしたがりました。そこで、あらかじめほんの少しわからないように手術台の頭

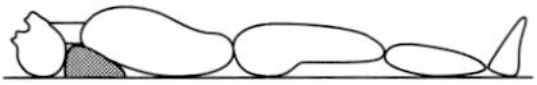

図 10-a　通常の患者の姿勢

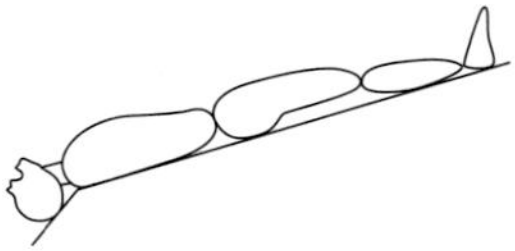

図 10-b　頭をさらに低くした状態

部側を高くして、口蓋が直視できる体位をとりました。果たせるかな、口腔外科医は頭を下げてくれといったので、「はい！」と元気よく返事をして、手術台を下げ（水平に）ました。

　これくらいの知恵を出さないでどうすると意気軒昂に麻酔業務に携わっている時でした。当時、人工呼吸器のついている唯一の麻酔器で手術中、医局員には手で呼吸バッグをもみなさいと厳命していたのに、私はちゃっかりこの人工呼吸器を使いました。今では当然ついている、管が外れたり何か不具合が起きた時に鳴る警報器がついていませんでした。すると、しばらくして口腔外科医が突然「おい、黒いぞ」といったのです。黒いとは「血液が黒い」という意味で、酸素が供給されていない状態をいいます。麻酔科医は術野を常に見ていなければならないのですが、口腔外科の術野は狭くてとても見えにくく、この時も見えませんでした。急いで調べてみると、気管チューブから蛇管が外れていました。すぐに接続して酸素を投与し、事なきを得ました。百戦錬磨の口腔外科医に助けられました。麻酔科医と外科医は持ちつ持たれつということを身にしみて感じ、それからは口腔外科医の悪口をいうことはやめました。

a．筋弛緩薬

ここで、筋弛緩薬について簡単に触れておきましょう。筋弛緩薬はもともと南米アマゾン川流域の土人が狩猟のための矢毒に用いたクラーレというものでした。一五九五年、Discovery Guiana に載っています。クラーレを矢に塗って動物を射ると、動物は間もなく動けなくなります。動物の肉は、人間が食べても何ともありません。クラーレは消化管からは吸収されないからです。一八五〇年に矢毒の成分であるクラーレの研究が始まりました。クラーレは、筋と神経の接合部位に作用して筋を弛緩することが実証されました。神経から筋への興奮伝達を遮断する作用で、その結果、筋が弛緩するのです。筋弛緩によって、①開口や頸部伸展が容易になり、気管挿管が円滑に行える②手術に必要な術野を十分に広げることができる③不動化によって手術操作がやりやすくなる④横隔膜が弛緩することにより呼吸は停止するので、人工換気がやりやすくなる、などの利点がもたらされます。このように、筋弛緩薬を麻酔に用いることで、麻酔の安全性と手術操作のやりやすさは格段に向上しました。それどころか、筋弛緩薬の発見は「麻酔の革命」とまでいう人もいました。

麻酔の維持とは、手術の進行に沿って展開する様々な状況に、呼吸器、循環器、代謝が正常に機能するよう高濃度の酸素を投与し、電解質やブドウ糖を含む輸液を行い、麻酔薬で鎮静や鎮痛を適度に調節することです。麻酔の維持には通常は吸入麻酔薬を用いますが、調節性のよい静脈麻酔薬やオピオイド（麻薬性鎮痛薬や関連合成鎮痛薬の総称）なども多用されています。麻酔中の安全を守るためには、呼吸や循環のみならず、内分泌や代謝の知識も不可欠です。

b．輸液

輸液についても触れておきます。輸液というと耳慣れない言葉のようですが、静脈に注入する点滴のことです。

「点滴は何のためにするのか」と聞くと、たいていの人は「水分と栄養の補給」と答えます。確かに点滴瓶の中身は液体なので、水分と答えるのは当然といえます。しかし、色のついた薬剤を混ぜない限り透明の液体は、水だけが入っているわけではありません。この液体の正体は何でしょうか？

そもそも、成人の体液は体重の約60％を占めていますが、そのうち40％は細胞内液で、20％は細胞外液です。細胞外液の内訳は間質液15％、血漿4％、リンパ、脳脊髄液、体腔内液など1％です。これらの体液のうち、血漿は血管の中をくまなく循環しますが、毛細血管では間質液との間に盛んに交替が行われています。水を主としていますが、イオンや分子量の

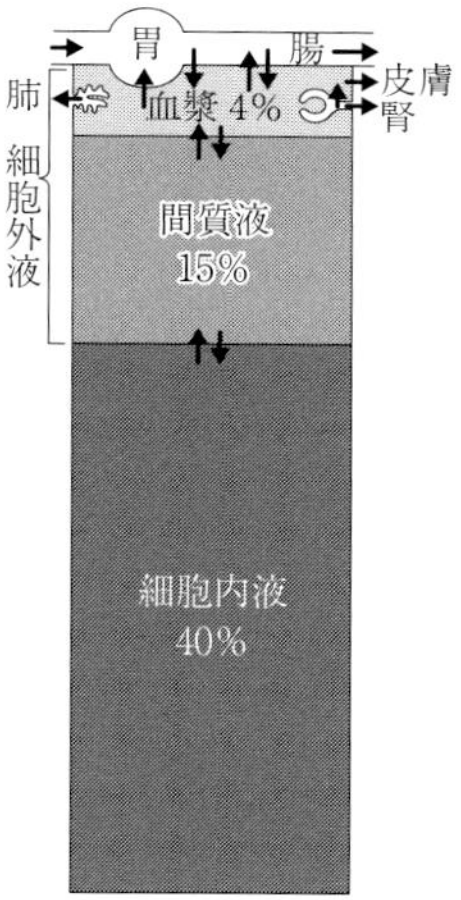

図 11　体液の区分[5)]
%は体重に対する割合、矢印は移動の方向

小さい物質も盛んに毛細血管を透過します。毛細血管を透過した血漿成分は間質液として組織間隙を満たします。細胞内液は細胞の組織膜を通して、盛んに物質交換を行うのです（**図11**）。そうです、この液体の正体は水と電解質です。細胞内液の代表的な陽イオンはカリウム、細胞外液はナトリウムです。

電解質の役割とは何でしょうか？　電解質は神経や筋肉を調整し、酸と塩基、水分のバランスを調整します。電解質のおかげで、われわれの身体のバランスは維持されています。身体が正常に働くためには、体液のバランスが必要不可欠です。

一方、成人における1日の水分必要量は約2・5ℓです。日々の生活の中で、尿、便、汗などで排出される水分量が約2・5ℓだからです。全身麻酔中は飲食物の摂取ができないので、1日に必要な水分量として、輸液の量は2・5ℓを目安にします。手術中は出血や術野からの水分の喪失など様々な要因が加わるので、これらを加味して輸液量、輸液の種類を選択します。手術中の点滴すなわち輸液に限っていうと、使用する主な目的は循環血液量の確保、電解質の補正・補給、薬物投与などです。

●循環血液量の確保

手術中は出血するので、血管から血漿が失われます。そのうえ、手術侵襲やストレスにより、体内水分が移動して浮腫がおこります。胸部や腹部の手術では胸水や腹水が貯留します。これらを補う量の輸液を増やさなければなりません。ただし、術後24時間で水分は循環系に戻るので、その時は輸液量は減らします。

●電解質の補正・補給

手術中に失われた体液、電解質を補正します。必要な電解質を含んだ輸液を選択します。

●薬物投与

手術室で使用する輸液セットには三方活栓という、薬物の投与が容易にできる栓がついています。静脈に薬物を簡単に投与することができ、麻酔薬、鎮痛薬、筋弛緩薬等、麻酔の維持に必要な薬剤の追加投与、緊急のトラブルに対する薬剤投与にも素早く対応できます。

●その他

酸塩基平衡に異常がある時も、是正するための薬剤を投与します。栄養が必要な時、すなわち高カロリー輸液が必要な場合は、末梢の静脈ではなく太い静脈（中心静脈など）を用います。

c．輸血

生きている限り心臓は拍動を繰り返し、血液を送り出しています。手術に出血はつきものですが、大きな血管を傷つけたり手術が長時間にわたるとかなり出血します。

手術中に出血すると、血液量は当然のこと、赤血球や凝固因子が失われます。赤血球は酸素運搬に大きな役割を担っています。また、凝固因子は止血凝固能を維持するのに必要です。循環血液量も維持しなければなりません。出血量とこれらの状況を総合的に判断して、目的別にどの輸液製剤や血液製剤を用いるか選択します。現在は、全血をそのまま輸血することはほとんどなく、採血時に、赤血球、白血球、血小板、血漿など、それぞれの成分に分けて保存し、その時必要とされている血液成分を輸血します。

輸血はどんなに慎重に行っても、合併症を起こす可能性を否定できません。その点、自己血輸血は同種血輸血の副作用を完全に回避することができます。自己血輸血とは、手術の前にあらかじめ自己血を採血して保存し、術中および術後に返す方法です。しかし、大量に採血できないので限界はあります。

できるだけ出血が少ない手術が望まれますが、血液が豊富に含まれている臓器の手術や、手術中に何が起きるかわかりませんので、実際に血液製剤を取り寄せるかどうかは別として、いざという時の適合交差試験（患者の血液とドナーの血液を混合して反応の有無をみる）の血液は採血し保存しておく場合もあります。

③　麻酔からの覚醒

手術も終盤にさしかかると、刺激も小さくなってきます。吸入麻酔薬の濃度を下げて、覚醒の準備をします。麻酔薬の吸入を中止すると、肺胞気中の麻酔薬分圧がゼロもしくはそれに近い値に低くなります。肺動脈中の麻酔薬分圧より低くなると、分圧較差で血液中の麻酔薬が肺胞気に移行します。肺胞換気を増やすと肺胞気中の麻酔薬濃度が低下するので、麻酔薬の血中から肺胞への移行が促進され、覚醒が早くなります。しかし、あまり過換気にしすぎて動脈血中の二酸化炭素分圧が低くなってしまうと脳血流を低下させてしまいます。その結果、脳からの麻酔薬の排出が遅れ、覚醒も遅くなります。また、高濃度の笑気を吸入させせた後急に吸入を中止すると、血液内に溶解していた笑気が肺胞内にあるガスと一気に入れ替わって肺胞内に流出します。もし、肺胞気のガスが空気なら肺胞内の酸素濃度は低下して、拡散性酸素不足症に陥ります。したがって、高濃度の笑気の吸入を中止した後は、空気ではなく酸素を投与します。

覚醒は臨床的にはまず防御反射の戻りをみます。防御反射とは睫毛反射（目に異物が入ろうとすると睫毛がぱちぱちして防ぐ）、咳嗽反射（気管に異物が入ると咳をして出そうとする）、嚥下反射（咽頭部にものが送り込まれると、食道に飲み込む）などです。次いで呼びかけに応えるかどうかをみます。すなわち、開眼する、頭を挙上する、手を握るなどです。

④　術後疼痛管理

術後は多かれ少なかれ痛みがあります。以前は患者に痛みがでてから鎮痛薬を投与していましたが、現在は術後の鎮痛を術前や術中の麻酔計画に入れています。術後の疼痛管理は、単に患者の痛みを取り除くだけでなく、痛みによって二次的に引き起こされる、呼吸・循環器の合併症を予防する効果があります。また、先取り鎮痛という取組みも積極的に行われています。手術によって生じた侵害刺激は、脊髄や延髄にある侵害刺激を受容するニューロンを長期にわたって興奮させることが知られています。その結果、術後に疼痛過敏が生ずることがあります。そのため、術前から鎮痛薬を投与したり侵害刺激を与える前に術野に局所麻酔を施して、痛みの伝達の抑制を図るのです。全身麻酔下でも口腔外科手術では出血をおさえ、術野を明視するために血管収縮薬添加の局所麻酔薬を注射しています。局所麻酔薬を使用することは、術後の鎮痛にも大いに役立っています。また、術中に鎮痛薬を使用する、麻酔覚醒前に鎮痛薬を投与する、術後の鎮痛薬の持続投与などを行って積極的に鎮痛を図っています。

二　全身麻酔に必要な循環・呼吸の知識

全身麻酔に使用する薬剤は麻酔作用だけでなく、様々な臓器に影響を及ぼします。多かれ少なかれ、手術は生体に侵害刺激を与え、生体の恒常性を著しく侵害します。あらかじめわかっているので、心して対処しなければなりません。すなわち、出血と輸血あるいは輸液、特殊な体位、手術操作による肺、胸郭、横隔膜への圧迫、手術のストレス等が及ぼす基本的な身体の知識は全身麻酔をかける上で必要不可欠です。

(一) 心血管系

① 心臓

心臓は脊椎動物の持つ筋肉質の臓器で、律動的な収縮によって血液の循環を行うポンプの役目を担っています。ヒトの心臓の位置は胸腔内の縦隔下部のほぼ中央にある、握りこぶしくらいの大きさです。心臓の基本的な機能構造は、ポンプ作用を行う心筋、心筋に酸素やエネルギー源を供給する冠動脈、心筋収縮の電気的刺激を伝える刺激伝導系、血液の逆流を防ぐ4つの弁膜からなっています。

a．心臓を中心とした血液の流れ

心臓は4つの部屋に分かれています。左心室、左心房、右心室、右心房です。左心室から大動脈へは大動脈弁、左心房から左心室へは僧帽弁、右心房から右心室へは三尖弁、右心室から肺動脈へは肺動脈弁があり、それぞれ血液が逆流しないようになっています。血液は大動脈から体のすみずみまで行きわたり、酸素を供給し二酸化炭素を回収して、大静脈となって右心房に入ります。ついで、三尖弁を通って右心室に入り、肺動脈から肺へ行き、二酸化炭素を放出し、酸素を取り入れ、肺静脈から左心房に入ります。左心房から、僧帽弁を通って左心室に入り、大動脈から体へと運ばれるのです（**図12**）。心臓から出る血管を動脈、心臓

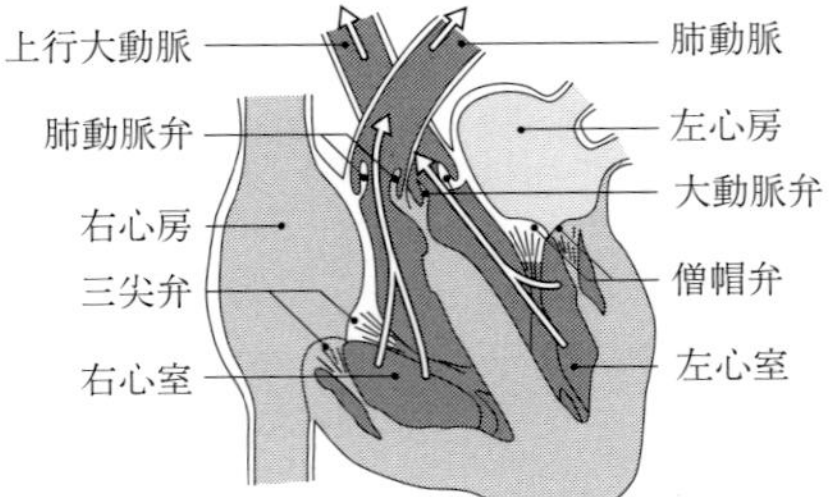

図 12　心室収縮期の心臓（久保田先生講義ノートより）

に入る血管を静脈といいます。

一方、酸素の豊富な血液を動脈血、酸素の少ない血液を静脈血といいます。したがって大動脈は心臓から出る血管で、流れる血液は酸素が豊富な動脈血です。肺静脈は心臓に入る血管ですが、肺でガス交換が行われ二酸化炭素を放出して酸素を受け取っている血流なので酸素が豊富な動脈血です。大静脈は体の組織から二酸化炭素を受け取って心臓に入る血管で流れる血液は酸素が乏しく、肺動脈は大静脈から入ってきた血流を心臓から肺に送る血管なので血流も酸素が乏しく、大静脈と同様に静脈血です。心臓が1分間に送り出す血液量を心拍出量（ℓ／分）といいます。心室が1回に送り出す血液量を1回拍出量といい、60～80㎖です。したがって、心拍出量は1回拍出量×心拍数なので、心拍数を60回／分とすると、心拍出量は3600～4800㎖（3・6～4・8ℓ）になります。体を循環する血液量は体重の約1／13、約8％

です。60kgの体重の人ならおよそ4・5ℓですから、1分の間に血液は体を一巡する計算です。

循環系は、心臓と全身の各臓器に血管で連絡し血液を送る閉鎖回路です。この回路の中で、血流によって体の各臓器や細胞などに必要な酸素や栄養を運び、二酸化炭素や代謝産物を運び去るという、輸送機能を担っています。

b．心筋の動きの発生と刺激伝導系

心臓は、心筋細胞が電気刺激を受けて脱分極し収縮します。そのきっかけとなる電気信号を発生するのが洞結節です。洞結節細胞は特殊で、自発的に脱分極、再分極を繰り返します。洞結節から発生した信号は心房を収縮させ、興奮は房室結節に結集します。房室結節からヒス束を通って心室を貫いていきます。ヒス束から心室に入った興奮は左脚と右脚に枝分かれして、心室を心尖部に向かって回り込み、プルキニエ繊維に到達します（**図13**）。洞結節＝心房内伝導系＝房室結節＝ヒス束＝プルキニエ繊維に至るこの経路を「刺激伝導系」と呼んでいます。洞結節は60～100回／分の信号を送っています。洞結節からの刺激がなくても、房室結節では40～60回／分の収縮をすることができ、健常人であれば、これだけでも生きていけます。心室内でも20～40回／分の収縮がおきますが、気まぐれであてになりません。

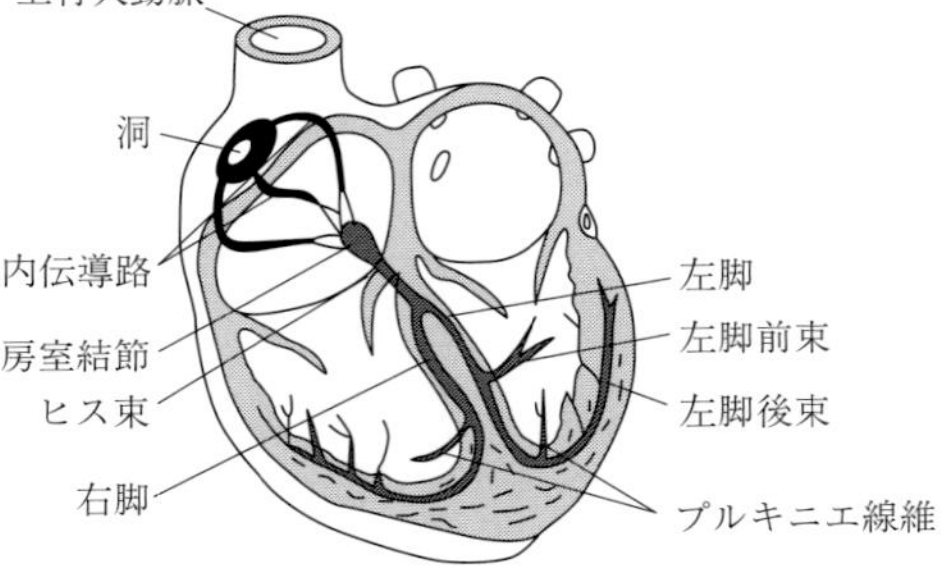

図 13　刺激伝導系（久保田先生講義ノートより）

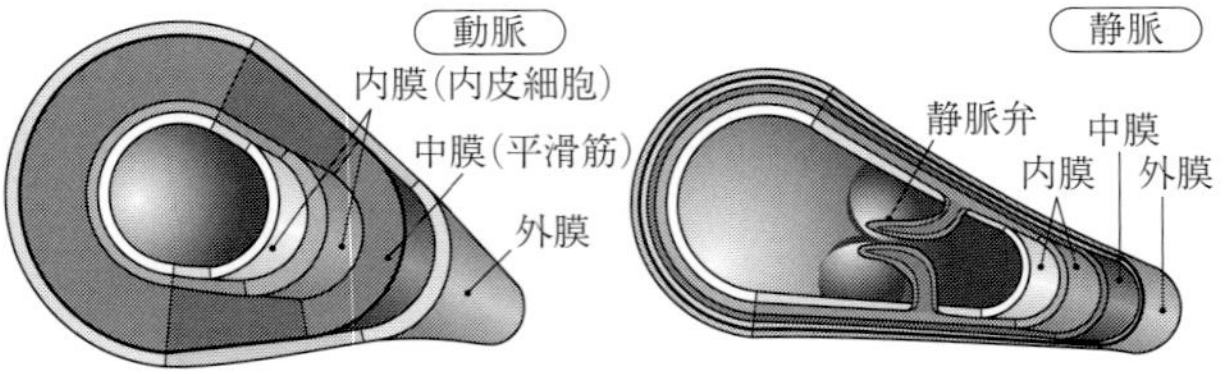

竹内修二、六訂版家庭医学大全科（法研 2010）より

図 14　血管壁の構造

② 血管（**図 14**）

血管は外膜、中膜、内膜の3層からなっています。動脈の内膜は内皮と内弾性板からなります。中膜は平滑筋細胞層で、太い血管ほど厚くなっています。平滑筋細胞は、血管の収縮、弛緩機能を有します。外膜は結合組織繊維で、交感神経や副交感神経が密に分布しています。したがって、様々な外来刺激や血管系に作用する薬剤（強心薬、不整脈治療薬、利尿薬、降圧薬など）によって血管は収縮し弛緩し

ます。麻酔薬もご多分にもれず、血管系に影響を与えるものが少なくありません。静脈も動脈と同様3層からなりますが、動脈に比べると血管壁は薄くなっています。細く枝分かれした網状の毛細血管は、1層の内皮細胞を有するのみです。動脈の役割は、心臓から送り出された血液を全身に送り出すことです。一方、静脈は心臓への血液の還流路で、循環血液量の75％を占め、放熱器官や血液の貯蔵という役割を担っています。

血管の中を流れる血液の大きな役割のひとつは、酸素を肺から受け取って組織へと運び、組織から二酸化炭素を受け取って肺に運ぶことです。気体の血液中に溶ける量は気体の圧力に比例します。また、溶けやすさは気体ごとに違います。酸素は血液100mℓには0・3mℓしか溶けません。これは二酸化炭素の1／20にすぎないのです。したがって、酸素が血液に溶けるだけでは十分な量を組織に運ぶことができません。そこで重要になるのが、赤血球の中にある複合タンパク質、ヘモグロビンです。ヘモグロビンは1分子当たり4つの酸素分子を結合することができます。その結果、ヘモグロビン1gに酸素1・39mℓが結合でき、血液100mℓ中にヘモグロビンが15g存在すると、20・4mℓの酸素が含まれます。ヘモグロビンは肺で酸素と結合して酸化ヘモグロビンとなり、酸素を末梢の組織まで運搬し酸素を組織に与え、還元ヘモグロビンとなり肺に戻って再び酸素と結合することを繰り返し行っていま

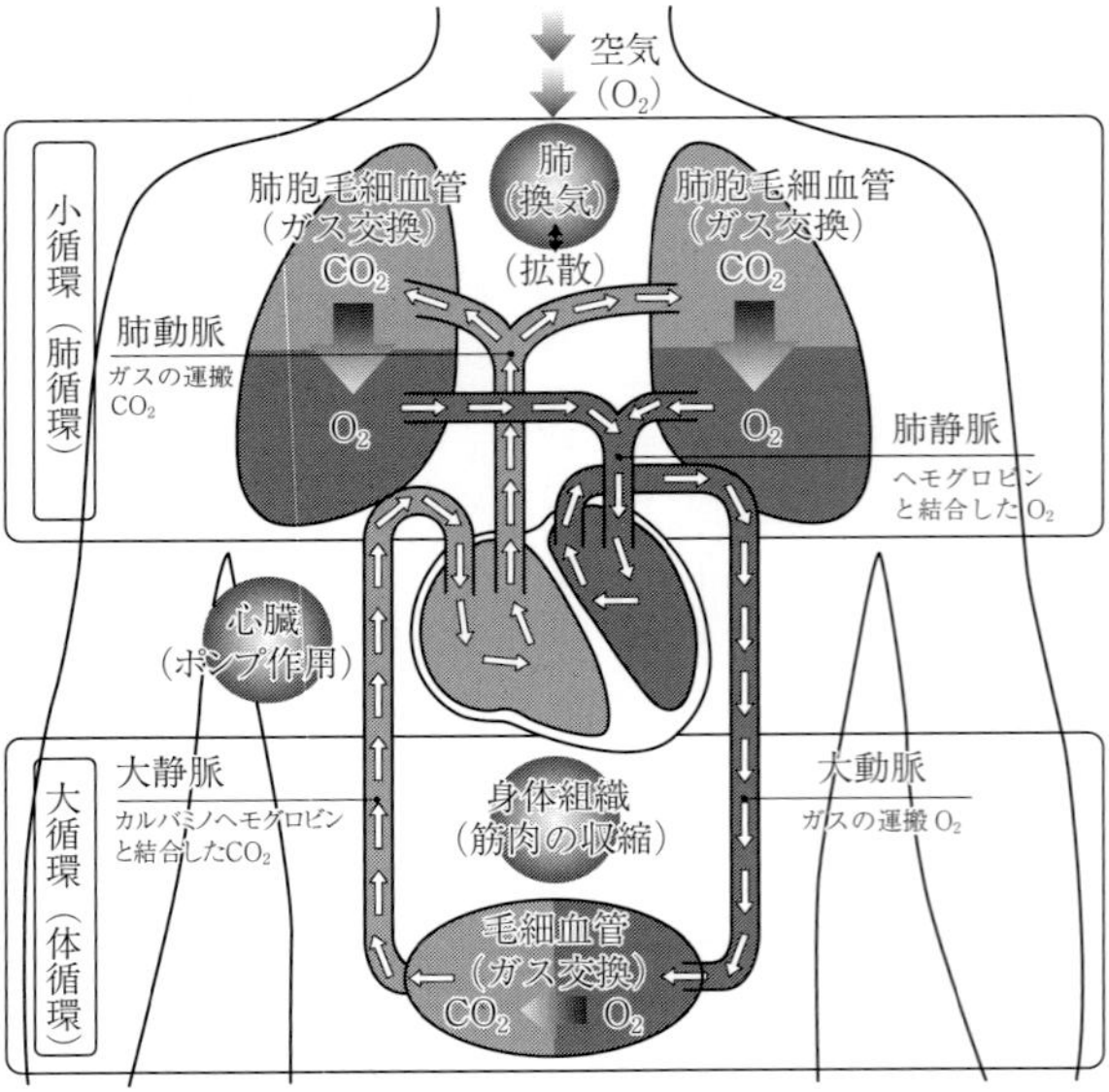

（コニカミノルタ　パルスオキシメーター知恵袋より）

図 15　血液の流れとガス交換

す（**図15**）。

また血液は身体の各組織をくまなく還流し、その間に血液中にある種々の物質は、血管外および組織細胞内の液状成分との間に盛んに物質交換を行っています。これによって身体の内部環境の恒常性を保っているのです。身体内の液状成分を体液といいます。

体液は体重の約60%を占め（残りの40%は約18%が脂肪で22%が有機物）、その大部分は水分で、細胞内液40%、細胞外液20%に区分されます。細胞内液と間質液とは細胞膜を隔てて相接します。血液は肺において外気と、腎臓においては尿との間で盛んに物質交換を行っています。

㈡　呼吸器系

呼吸とは、酸素を供給し二酸化炭素を排出することです。酸素と二酸化炭素をやり取りするので、ガス交換と呼んでいます。外呼吸は肺と肺血管との間のガス交換で、内呼吸は組織と毛細血管との間のガス交換です。酸素分圧と二酸化炭素分圧は運動しても、していない時とほぼ同じに保たれています。

呼吸は、肺、呼吸筋、延髄副側、頸動脈小体にあるセンサーから情報が入力されると、呼吸中枢で無意識にコントロールされます。例えば、血液中の二酸化炭素の濃度が高くなったり酸素濃度が低くなったりすると、センサーが反応して、1回換気量や呼吸回数を増加し呼吸量を増やして、酸素濃度を上げ、二酸化炭素濃度を下げようとします。

麻酔薬は、ほとんどのものは延髄呼吸中枢の活動を抑制します。また、麻酔中は筋弛緩薬を投与しているため呼吸筋は弛緩し、センサーが働いても呼吸筋が呼応しません。麻酔中だけでなく、麻酔覚醒後も呼吸中枢の活動抑制の影響は継続することがあります。全身麻酔をかけるとガス交換に不利に働くことが多いので、それを十分にふまえ麻酔中だけでなく、麻酔覚醒後も適正な呼吸管理をしないと、低酸素症や二酸化炭素過多症などが生じて生命の危険を脅かす事態を招きます。そのため、麻酔をかける上では循環や呼吸の生理の基本を学ぶ必要があるのです。

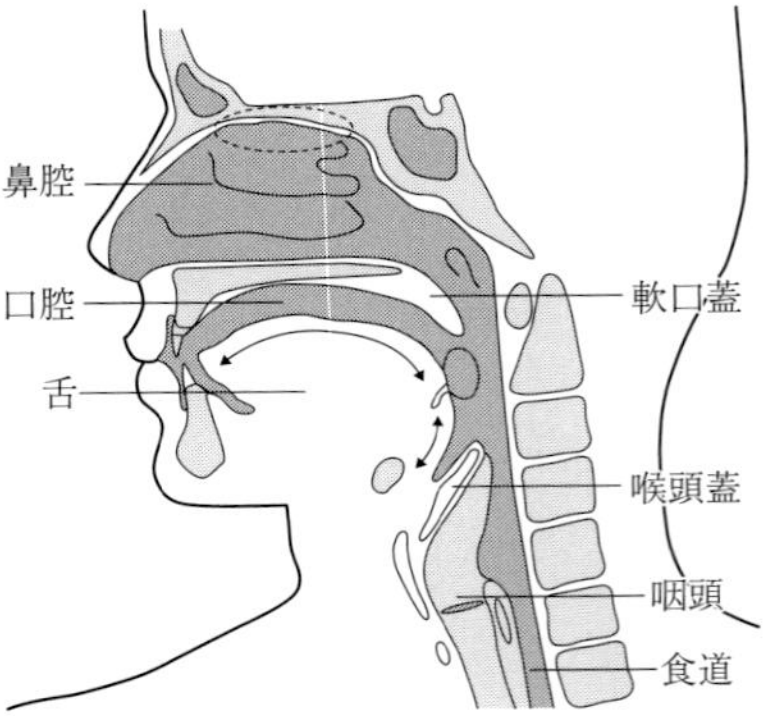

（(株) リクルートメディカルキャリア
ナースフル HP より）

図 16　上気道（鼻腔、咽頭、喉頭）

① 気道の構造

a. 上気道（**図 16**）

上気道には鼻腔、咽頭、喉頭が含まれます。

鼻腔咽頭粘膜は、呼気ガスから熱と水分を受け取って蓄え、吸気ガスの加温加湿器としての役目を果たしています。また、鼻腔の上皮細胞の線毛運動は鼻粘膜に付着した塵埃《じんあい》や分泌物を後鼻孔に送り込んで、気道の浄化に努めています。気管チューブを挿管している時はガスは鼻腔を通らないので、加温加湿は期待できません。その上、麻酔ガスは乾燥しているので、何らかの形で加温加湿する必要があります。人工鼻という簡単な装置を蛇管と気管チューブの間に使用すると便利です。

意識がある時は、咽頭腔の維持のために舌筋群や咽頭筋群は緊張しています。しかし、全身麻酔をかけると意識が消失してこれらの筋群は弛緩するので、舌根が沈下してしまいます。この時は、下顎挙上、頭部後屈、頸部伸展などを行って気道を確保しなければなりません。

一方、喉頭の内腔は狭く、浮腫などで容易に閉塞します。また、喉頭への刺激で喉頭痙攣を起こすと声帯が閉鎖してしまい、全く換気ができなくなる事態が起きます。麻酔が浅い時に刺激を与えると、容易に喉頭痙攣を起こします。

b．下気道

下気道には、気管、気管支、肺胞が含まれます（図17）。

気管は第四～五胸椎の高さで、左右の主気管支に分かれます。さらに分岐を繰り返し、二十分岐で肺胞管、二十三分岐で肺胞囊となり、多数の肺胞を形成します。気管から終末細気管支までは直接ガス交換に関与しません。肺胞管と肺胞囊がガス交換の機能を持つのです。

気管と気管支の粘膜には、機械的刺激、温度刺激、化学物質による刺激などに反応して、反射を起こす受容器があります。麻酔薬には気管支拡張作用のあるもの、気管の被刺激性を高めるものなどもあり、注意が必要です。

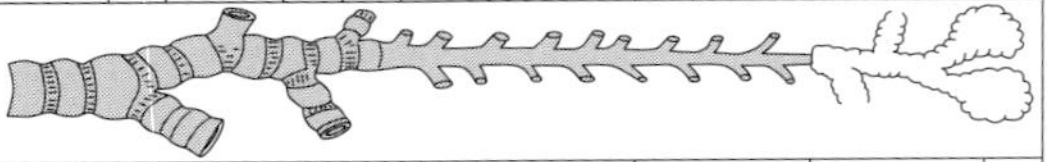

分岐	0	1	2	3	4	5~11~16	17	18	19	20	21	22	23
気管支・肺の構造	気管	主気管支	葉気管支	区域気管支	亜区域気管支	小気管支 細気管支 終末細気管支	呼吸細気管支			肺胞管			肺胞嚢
		気管支				細気管支							
	気道領域						移行領域			呼吸領域			
内径(mm)	20	10~7~6~2				2~0.5	0.3~0.2			0.1			

図 17　気管支・肺の構造[6)]

②　換気

肺活量を測定する時、まず目一杯息を吸って、ついでできるだけ吐き出すように指示された経験を誰もが持っていることでしょう。目一杯吸った所が最大吸気位で、できるだけ吐き出した所が最大呼気位ですが、肺の中にあるガスすべてを吐き出すことはできません。最大吸気位に肺を満たす気体の量を全肺気量、最大呼気後も肺に残っている気体量を残気量、安静時の呼気が終了した時点の肺気量を機能的残気量といいます（**図18**）。機能的残気量は、普段の呼吸をした時に呼気の後に残っている量です。これが多い方が必要な時深い呼気ができるので、呼気に余裕があるといえます。機能的残気量は肥満、仰臥位（仰向け）あるいは全身麻酔中や術後に減少します。

③　呼吸筋

呼吸筋は横隔膜、肋間筋、腹壁筋からなります。自然呼吸の時は、吸気は横隔膜の働きで胸腔が広がり始まります。全身麻酔では、筋弛緩薬で呼吸筋を弛緩させて呼吸を止め人工呼吸を行いますが、ガスを送り込む時は陽圧をかけます。

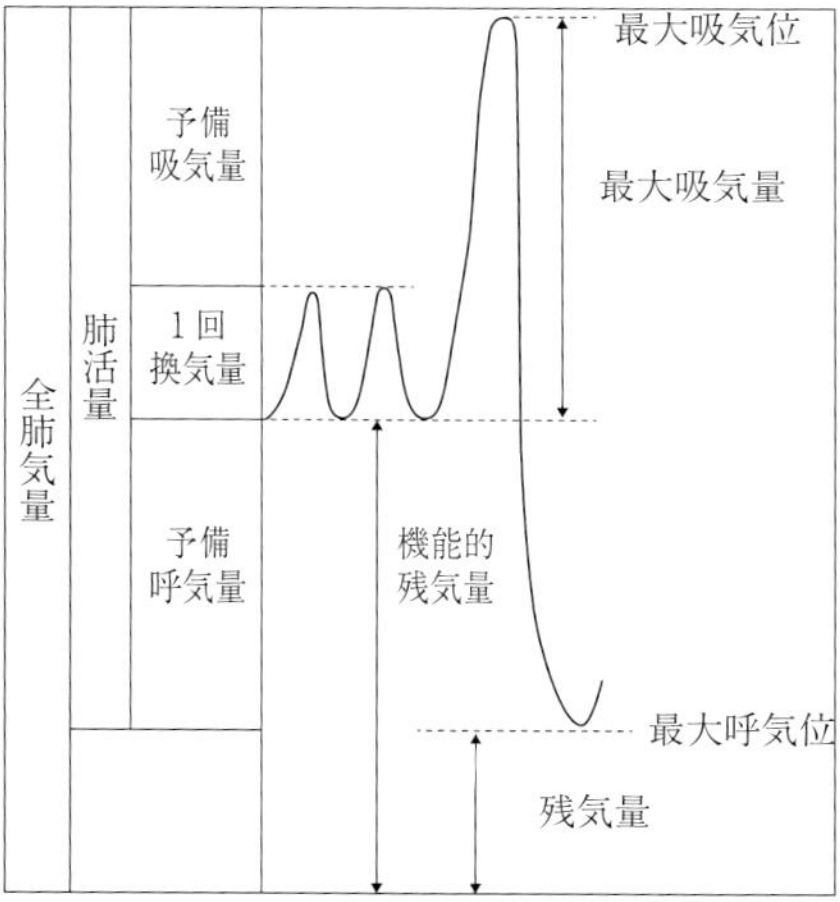

図 18　肺気量分画

三　モニターとはどんなもの？

モニターとは、生体が発する信号を捉えて生命兆候を測定あるいは監視することです。測定には主に機器を用いますが、五感を働かせて観察、測定することも忘れてはなりません。さらに重要なのは、モニター機器を装着しているからといって安心してはいけないということです。モニター機器は、義務感にかられて装着するものではなく、有効に活用するものです。そして、何よりも異変に気づく目が大切です（**図19**）。

血圧計・心電図・パルスオキシメーター・

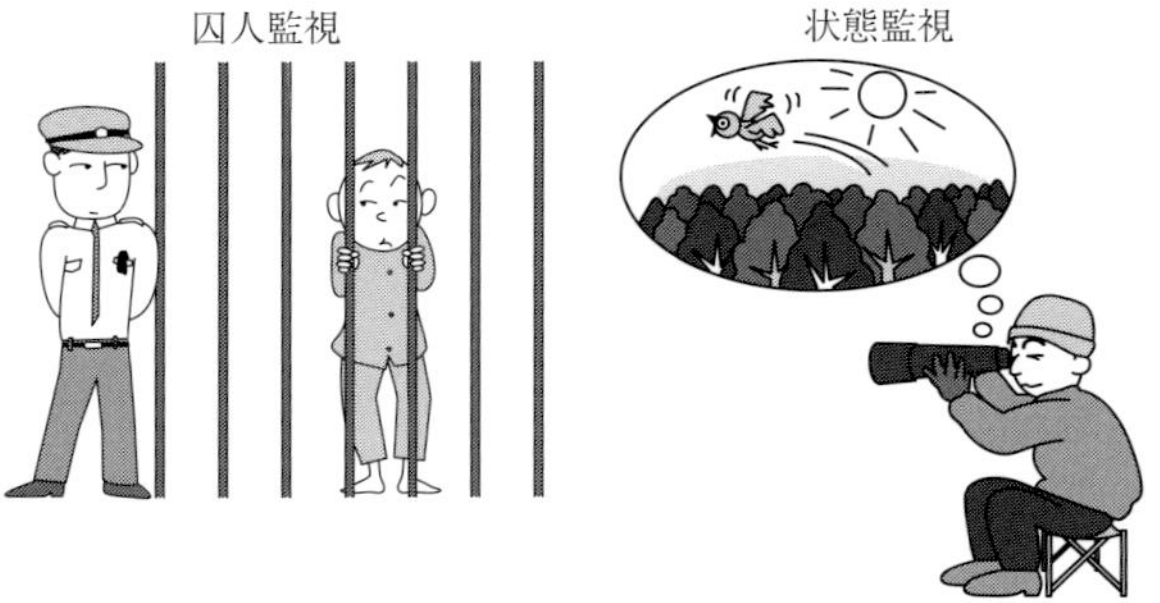

図 19　監視のいろいろ

体温計はどんなに短い全身麻酔でも必ず装着する機器ですが、麻酔科医は手術の進行にあわせて、常時患者の状態を把握する全身麻酔中モニター指針を日本麻酔科学会では採用するよう勧告しています（詳しくは公益社団法人日本麻酔科学会のＨＰをご覧下さい）。全身麻酔を用いていない歯科治療時にはこれほど厳密なモニターは必要ないのですが、患者監視の本質が盛り込まれているので、これを基本に話を進めます。モニター機器は連続性があり、測定した値は正確でなければなりません。値が正確であることを前提に評価するからです。したがって、モニター機器は常に使用できる状態に保っておくことが肝要です。測定値が正常範囲を逸脱した時は、再測定すると同時に、五感を用いて迅速に患者の様子を診ることを日頃から心がけます。また、モニター機器は簡便であることも大切です。いくら正確な機器でも、複雑で操作に手間取っていては何にもなりません。常日頃から、モニター機器を使い慣らし、よく熟知しておきます。

(一)　血圧

血圧が高い、低い等、ほとんどの人が口にしたことのある血圧は、全身麻酔中に測定する重要な項目の1つです。なぜなら、全身麻酔に用いる薬剤、手術による刺激や出血などが血圧に大きな影響を及ぼすからです。特に、循環器疾患をもつ患者のリスク評価に大きな影響があるので注意します。

血圧を正常範囲内に保ち、変動なく維持することが、麻酔中の管理で最も重要です。

血圧とは一般に、心臓のポンプ作用で心臓から送り出された血液による動脈血管内壁にかかる圧のことです。収縮期（最高）血圧、拡張期（最低）血圧として表されます。収縮期血圧は、心臓が収縮し大動脈の出口にあたる大動脈弁が最大に開放され、左心室の動脈血が勢いよく大動脈へ送り出される時の血管内圧のことを指します。全身を巡った血液が心臓に戻る時、心臓は拡張し血圧は最も低くなります。この血圧を拡張期血圧といいます。

血圧が高いというだけで、即、重大な結果に至るという訳ではありません。しかし、血圧が高い状態を放置すると恐ろしい合併症が進行するので、早期に発見して予防対策をしっかり行う必要があります。頭痛、頭重感、吐き気、動悸、倦怠感、むくみなどの症状が出る場合もありますが、全く自覚症状がなくても命を落とす危険があります。高血圧が長く続くと、動脈硬化が起きます。脳では、細動脈の硬化が進んでコブ状の動脈瘤ができ、破裂して起きるのが脳出血です。また、動脈硬化の進んだ血管に血栓がつまり血流が途絶えて、脳細胞に酸素や栄養が行き届かなくなって起きるのが脳梗塞です。一方、心臓においては冠動脈の内腔が動脈硬化によって狭くなり、一時的に血流が途絶えて狭心症の発作が起きます。完全に詰まって酸素も栄養も行き届かなくなると心筋梗塞が起きます。また、高血圧が続くと大動脈に血液を送り出している左心室が肥大し、進行すると心不全に陥り、心機能が低下します。腎臓においても、動脈硬化が進むと血液を濾過して尿を作っている糸球体にも硬化が起きるようになり、蛋白尿が出て、さらに腎機能が低下すると腎不全に陥ります。大動脈に硬化が進行すると、血管壁が弾力性を失なって脆くなり、強い血流が加わることによってコブ状の大動脈瘤ができます。大動脈瘤が破裂すると、出血死につながります。高血圧症は合併症の怖さをきちんと把握し、日頃の血圧管理を欠かさないことが肝要です。

(二) 手術中の血圧の変動

収縮期血圧と拡張期血圧の差を脈圧といいます。また、収縮期血圧×⅓＋拡張期血圧×⅔

を平均血圧といいます。

　収縮期血圧あるいは拡張期血圧それぞれ単独で考えるよりも、収縮期血圧と拡張期血圧、あるいは、脈圧と平均血圧というように合わせて考える方が循環器疾患のリスク評価に優れているといえます。

　収縮期の血圧変動に影響を及ぼす因子には①心拍出量②大動脈壁の弾性③循環血液量などがあります。収縮期血圧は、動脈硬化で大動脈の壁の弾性が失われると上昇し、出血などで循環血液量が減少すると低下します。拡張期血圧の変動には①末梢血管の抵抗②血液の粘性③循環血液量などが影響します。拡張期血圧は、末梢血管が細くなっている肥満、糖尿病、高脂血症、ヘビースモーカー等が原因で上昇します。

　麻酔中は急激な変化が起きることがあるので、まずは収縮期血圧すなわち最高血圧の変動に着目します。安静時血圧から25％以上上昇あるいは、下降した時は要注意です。上昇した場合は、低酸素血症や高二酸化炭素血症の可能性もあるので、麻酔回路の点検や換気の適正化を図ったうえで、麻酔を深くします。下降した場合は、麻酔が深すぎることもありますが、それ以外の原因を迅速に追求し、輸液、輸血、昇圧薬の投与を考えます。

　歯科治療時の血圧変動の要因は、多くの場合、不安・恐怖・痛みなどによる交感神経系の

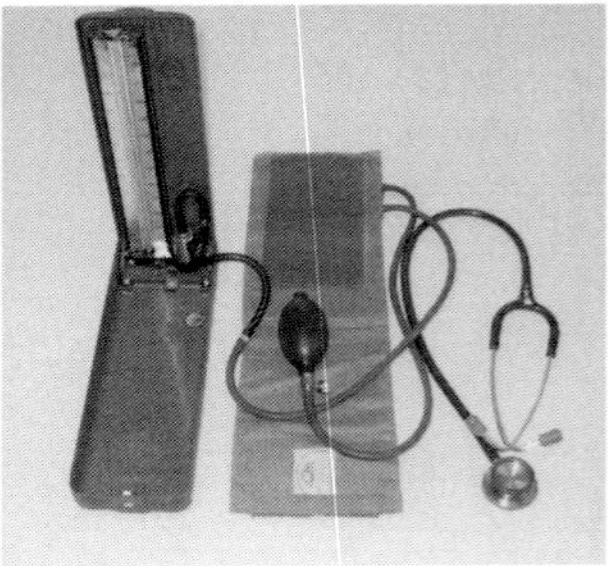

水銀血圧計（リバロッチ型）と聴診器

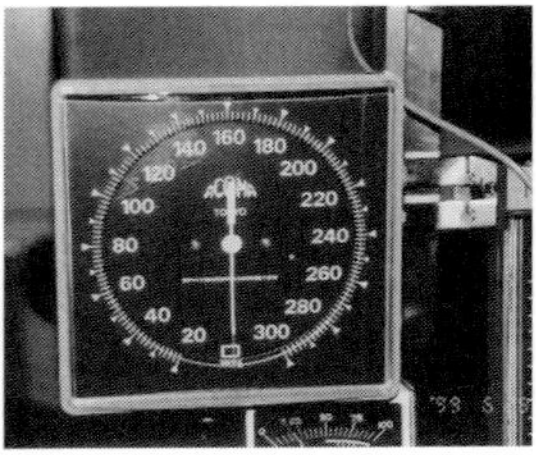

アネロイド血圧計（タイコス型）

図 20　用手的測定器具[7)]

緊張や迷走神経反射などの自律神経系の変調といえます。

① 高血圧・低血圧の基準

座位安静時に常に140／90㎜Hg以上の場合に、高血圧症と定義されています。血圧は通常は日中高く、睡眠時に低いのですが、そもそも変動します。したがって1回だけの測定で、評価すべきではありません。一般的には医療機関で測定すると血圧は高く出ます。十分落ち着いた所で測定し、治療中にこの値より30％以上の変動を来たす時は注意を要します。

② 血圧の測定法

a. 用手的測定

用手的測定器具には、水銀血圧計とアネロイド血圧計があります（**図20**）。

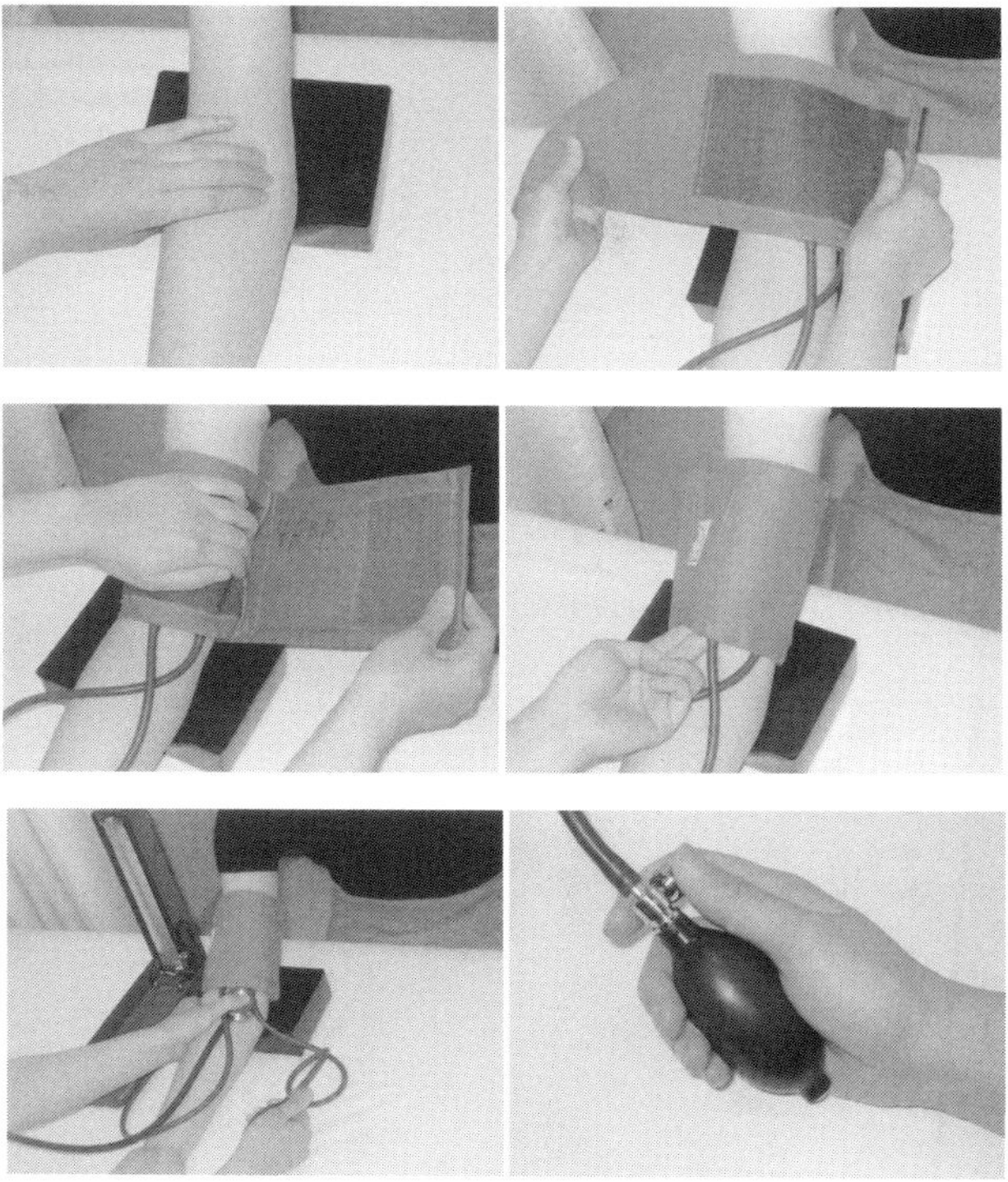

図 21　血圧の測定方法[7)]

a．肘窩部で上腕動脈の拍動を確認する
b．ゴム嚢の中心が上腕動脈上にくるように、また肘関節の 2～3 cm 上になるようにおく
c．マンシェットの位置がずれないよう両手を使って巻く
d．マンシェットと上腕の間に指が 2、3 本入る程度の緊張度で巻く
e．聴診器の膜面を上腕動脈上にあて、皮膚面との摩擦音が入らないよう親指で固定する。送気球の栓を調節しながら加圧・減圧を行う
f．送気球の持ち方

上腕にマンシェットを巻き、送気球でゴム嚢に空気を送り動脈を圧迫して血流を止めた後、圧迫を解除します（図21）。血流が再開し、乱流が生じ、乱流が血管にぶつかることにより発生するといわれているコロトコフ音を聴診し、音が出現した所を収縮期血圧、消失した所を拡張期血圧と水銀柱で読み取ります（図22）。

b．自動測定

多くの医療用自動血圧計は、用手的測定と基本的には同じ原理です。すなわち、電動でマンシェット内のカフ圧を上昇させ、血流が止まった後減圧して、動脈の流れが再開した所で生ずる乱流の血管への振動をもとに圧を表示するのです。この他動脈の中にカテーテルを挿入して直接動脈圧を測定する方法もあります。

㈢　心電図

心電図とは心拍動に伴って発生する電気的な変化を増幅し、曲線として記録したものです。血圧と同様、循環の基本的モニターです。心疾患があっても心電図が正常な場合もあれば、心疾患がなくても心電図が異常を示す場合があります。

通常は12の誘導からなりますが（図23）、モニター心電図は左右上肢と左下肢の3点から誘導されたものです（図24）。P波は心房の収縮を、QRS波は心室の収縮を、T波は心室の再

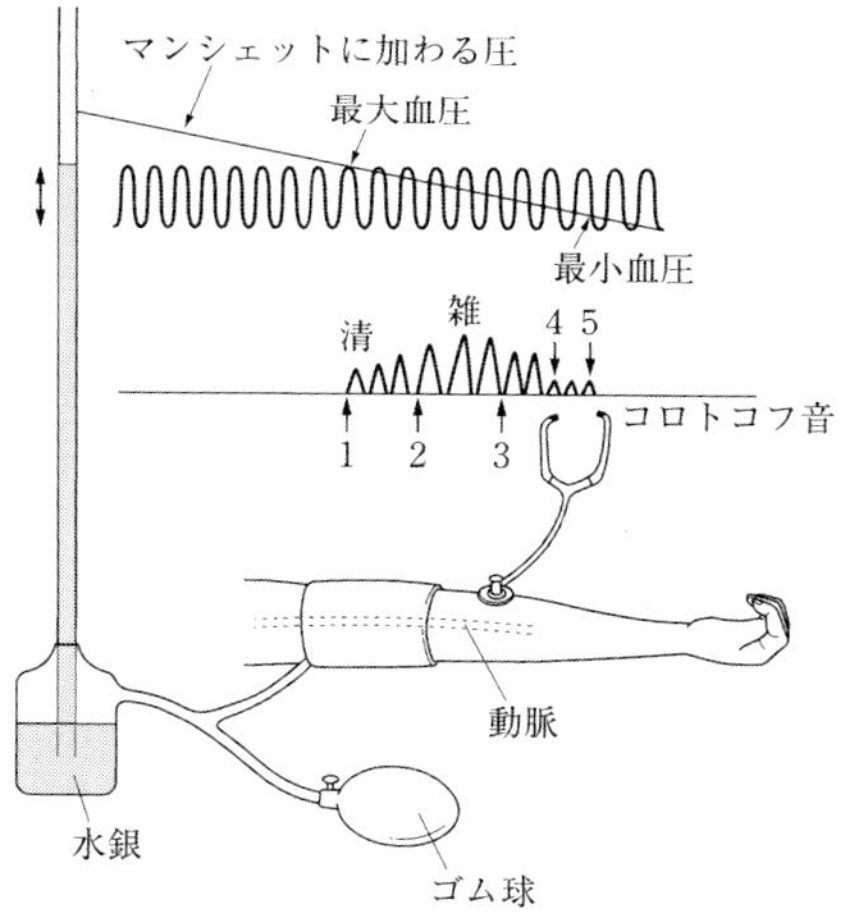

図 22　血圧測定の原理とコロトコフ音[7)]

分極をそれぞれ示しています。モニター心電図からは、心拍数、不整脈、心筋虚血がわかります。

(四) パルスオキシメーター

動脈血中の酸素飽和度を非侵襲的に測定する機器です。動脈血の変動をみています。この機器が出現する以前は、動脈血がどれくらい酸素を取り入れているか動脈血を採血して酸素分圧を測定していました。この方法では採血した時点までの動脈血の状況は正確に知ることができますが、次の瞬間はどうなっているかわかりません。つまり連続性がないのです。パルスオキシメーターは、プローブを指や耳たぶに挟み込むように装着するだけで動脈血の酸素飽和度

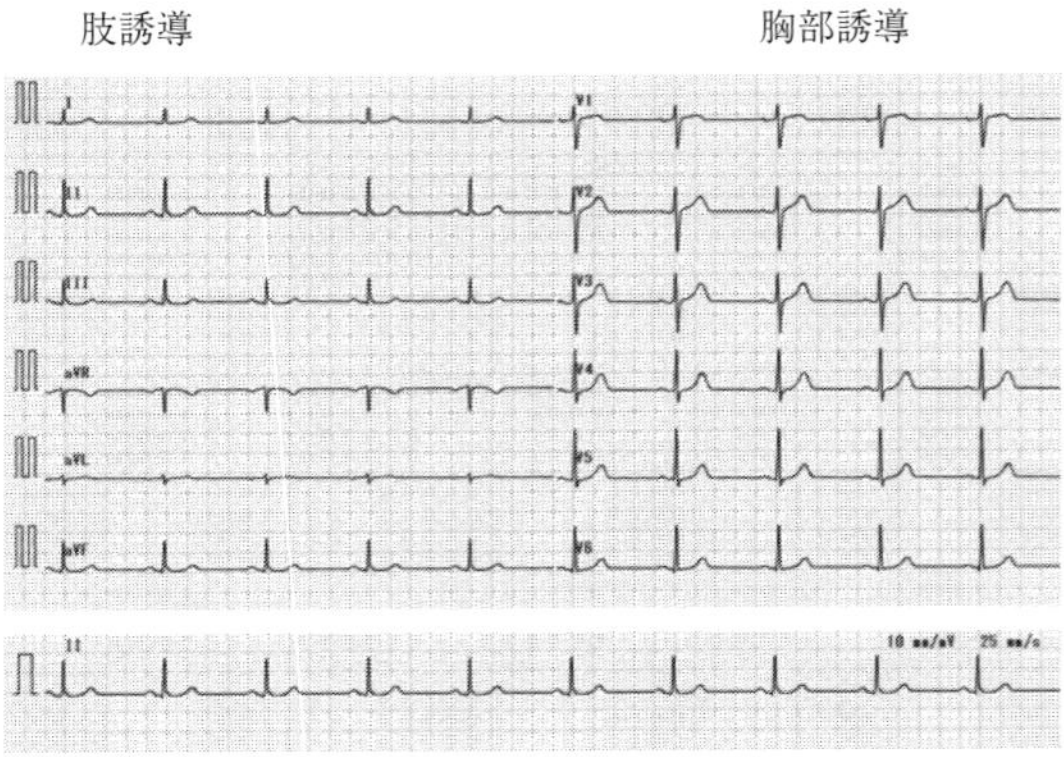

(日本光電 HPより)

図 23 心電図 12 誘導

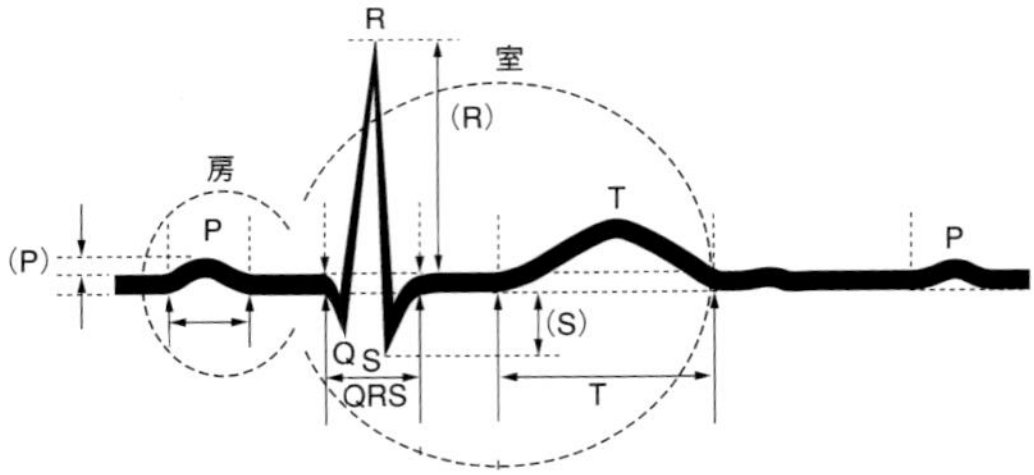

図 24 心電図模式図（第Ⅱ誘導）[3)]

を知ることができます。

測定の原理は次のとおりです。

酸素と結びついたヘモグロビン（酸化ヘモグロビン）は赤い色をしています。赤い色だけをあまり吸収せずに通してしまうからです。一方、酸素を離したヘモグロビン（還元ヘモグロビン）は黒っぽい色になります。これは光をよく吸収するからです。指に赤色光（R）と赤外光（IR）をあてると、酸化ヘモグロビンが多い場合、多くの赤色光は血管を通り抜け、センサーに到達する光の量が多くなります。赤外光はヘモグロビンが酸素と結びついてもいなくても、あまり変わらず血管を通り抜けます。つまり、センサーが受け取る2色の光の比率がわかれば、酸素飽和度がわかります（**図25**）。指に照射された光は、動脈層、静脈層血液以外の組織層を通過しますが、動脈層だけは拍動しているため、短い時間の中で組織の厚みに変化が生じ、センサーで受け取る信号も変化します（**図26**）。つまり、厚みが変わった成分は動脈血だけの情報で、動脈に特化した酸素飽和度がわかる仕組みになっています。ここで注意することは、酸素分圧（PaO_2）は㎜Hgか Torr、酸素飽和度（SpO_2あるいはSaO_2）は％で表していることです。圧力の単位に㎜Hgが使われたのは、一九四三年イタリアの物理学者でガリレオ・ガリレイの弟子であるエヴェンジェリスタ・トリチェリがガラス管に水銀を入

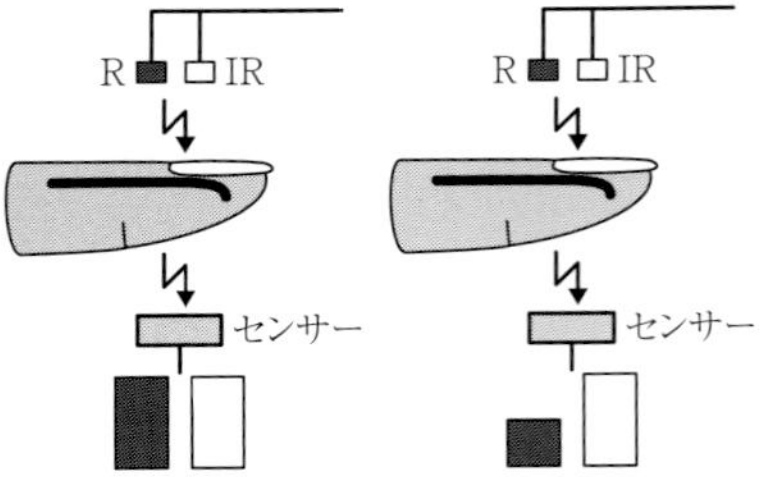

（コニカミノルタ パルスオキシメーター知恵袋より）

図25 測定原理

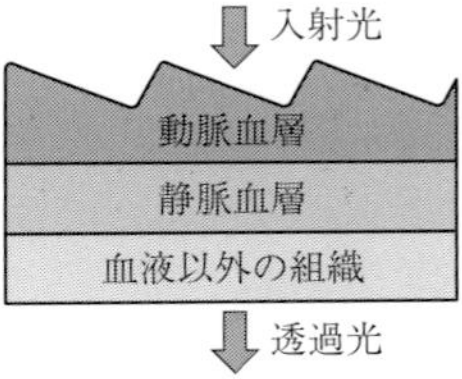

（コニカミノルタ パルスオキシメーター知恵袋より）

図26

れて、1気圧が760㎜Hgとしたことから始まりました。これに対してTorrはトリチェリの名前に由来する単位で1㎜Hg＝1Torrです。どちらの単位を使っても間違いではありません。現在、国際単位系では圧力の単位はPa（パスカル）に統一されていますが、日本国内では生体内の圧力の単位としてTorrが、血圧を示す単位として㎜Hgが認められています。本書では血圧は一般になじみのある㎜Hgを使っています。

SaO_2は飽和度（saturation）、動脈（artery）、酸素（O_2）の略であり、動脈血中酸素飽和度の実測値です。一方、SpO_2は「動脈血中の酸素（O_2）の飽和度（saturation）を、脈拍動（pulsation）を利用して測定する」という意味で、間接的にSaO_2を測定しています。測定条件が整っていれば、SaO_2とSpO_2は近似値をとるとされています。パルスオキシメーターに表示されるのはSpO_2なので、本書ではSpO_2を使っています。

ここで、「PaO_2（動脈血酸素分圧）とSpO_2（動脈血酸素飽和度）の値は同じではない」ことに注意してください（図27）。動脈血は１００％酸素で飽和されることはありませんので、吸入する酸素濃度に関わらず健康成人では98％前後です。動脈血の酸素分圧は空気吸入時（酸素濃度約21％）、健康成人で約１００㎜Hgです。このように、空気を吸入した時は健康成人では％と㎜Hgと単位の違いはありますが、数字は同じような値を示すので、いかなる時も同じ数値と勘違いするのでしょう。酸素飽和度と酸素分圧は違うものです。例えば、SpO_2が75％の時PaO_2は40㎜Hgで、これはかなり危機的な状態です。ところがSpO_2の値を％ではなく㎜Hgと勘違いして、75㎜Hgあれば大丈夫と思って、危機を察知しないと大変な問題です。

動脈血の酸素飽和度とは、動脈の血液中における最大に結合可能な酸素量と実際に結合した酸素量の割合です。パルスオキシメーターの原理は、赤色光と赤外光をあて、動脈の拍動によって変化する色の部分を取り出し、動脈血の色だけを分離して測定します。今までは、顔色や血液の色でチアノーゼの有無を判断していましたが、パルスオキシメーターの出現により、侵襲を与えず、しかも連続して測定できるようになり、患者の安全管理が大いに向上しました。パルスオキシメーターは一九七〇年代の前半に日本の技術者・青柳卓雄が原理を

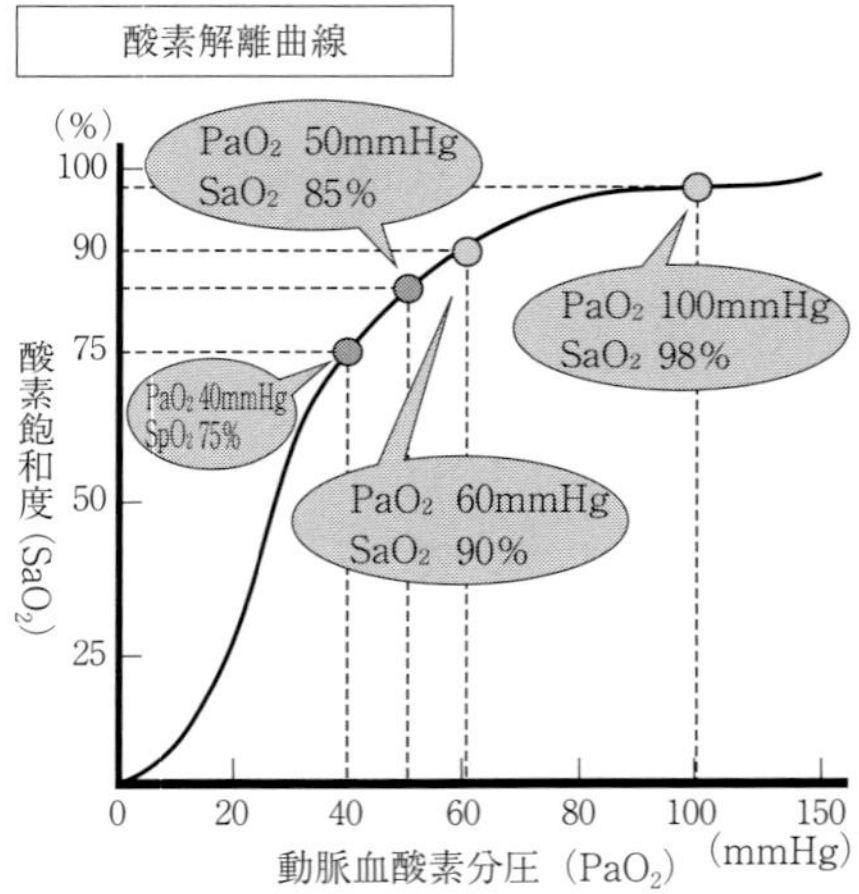

PaO_2 (mmHg)	10	20	30	40	50	55	60	70	80	90	100
SaO_2 (SpO_2)(%)	13	35	57	75	85	88	90	93	95	97	98

（「ナース専科マガジン」2014年11月号より改変利用）
（株）エス・エム・エス　ナースプレスHPより

図27　動脈血の酸素分圧と酸素飽和度の関係

発見し装置を作りました。

しかし、日本ではすぐに普及しなかったのです。一九八〇年代前半に医療機器会社が懸命に医療機関を訪れて紹介していましたが、「こんなに簡単に測定できるとは眉唾ものではないか」とまでいわれました。使える装置として完成させたのはアメリカ人です。改良を重ね、今では全身麻酔中だけでなく、様々な医療の現場になくてはならない機器となりました。正確に測定す

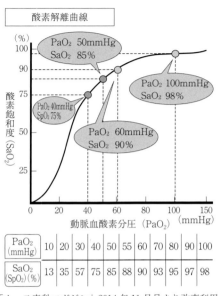

るための取り扱いは成書に譲りますが、パルスオキシメーターを賢く使って患者の安全管理に大いに利用すべきです。一九九一年に機会があって、ヒューストンにあるMDアンダーソンキャンサーホスピタルの手術室を見学しましたが、全例にパルスオキシメーターをつけ、手術室から回復室に患者を移動させる時もしっかり移動用のものをつけていたことを思い出しました。左前胸部に聴診器を置き、片耳で心音を聴くいわゆる片耳聴診器を前胸部につけて、自分の耳で直接患者の心臓の鼓動を聴いていました。患者の生きている兆候を測定機器からだけでなく、五感からも知ろうとする姿勢には脱帽したものです。

（五）体温計

体温は外気温の影響を受けやすいです。全身麻酔下で手術をしている時は、生体は手術室の室温にさらされています。そのうえ、全身麻酔中は体温中枢の機能が低下しているので、体温を一定に保てないことがあります。その場合は、適宜加温したり、冷却しなければなりません。また、麻酔中に体温が40℃以上になるか、15分間で０・５℃以上の体温上昇をきたす悪性高熱症は吸入麻酔中に起こる稀な合併症ですが、すぐに対応しないと重篤な結果になるので、常に体温を監視する必要があります。

四　全身麻酔の実際

これ以後は、一般的な手術の麻酔に共通していることに、歯科口腔外科特有のことも付け加えて、実際の麻酔を紹介します。

(一)　麻酔の準備

薬剤は一般に必要としている薬理作用だけでなく、副作用があります。全身麻酔薬も麻酔作用だけでなく、さまざまな臓器に影響を及ぼします。手術を受ける患者は、手術の対象となる疾患以外にも全身疾患を罹っている場合が少なくありません。その疾患が治癒するまで手術が待てない時は、なるべく患者の状態の良い時を選んで、しかもその疾患に影響が一番少ない麻酔薬を選択し麻酔計画を立てます。こうしていいよいよ、実際の麻酔をかける準備をします。

①　術前状態評価・術前検査

全身麻酔をかける時、患者の全身状態を把握することは最も重要です。患者のカルテに目を通し、主訴・現病歴・術前検査データをチェックしたうえで、患者を直接診察します。これをもとに、患者にとって最もふさわしい麻酔計画を立てます。

術前の検査の1つとして、血液検査があります。

最近、術前の血液検査も含め様々な検査は中央検査室で集中して行うことが多くなりましたが、今でも小児科や障害者歯科など、扱いに慣れている科が行っているところもあります。歯科治療のための血液検査の採血は歯科麻酔科に依頼されることも稀ではありません。

血液検査をする意義は何でしょうか？　どこまで検査をすればいいのでしょうか？　あるいは、元気で走り回っているなら検査は要らないのでしょうか？　血液検査をせずに麻酔をかけるのは確かにとても不安です。しかし、検査データだけをみて患者を診ないのは本末転倒です。

その点、小児科患児の全身麻酔下歯科治療はとても楽です。小児科の主治医は患児の全身疾患をよく把握し、患児も保護者も主治医に信頼をおいています。必要な検査は全部小児科でやってくれますし、小児科に入院し、麻酔の当日はすでに静脈路を確保して入室して来ます。術後も全身管理はまかせられ、こちらは全身麻酔と歯科治療に全力を注げばいいのです。「それでは、いいところは全部小児科に持っていかれて、意識のない時にした歯科治療の労力を認めてもらえないではないか」という歯科医師もいます。ご心配には及びません。大きな穴があいていた歯にはピカピカの冠がかぶっている、今まで痛くて食事ができなかったのができるようになっている、という事実は「眠っている間に自分に良いことをしてくれた」と思わないわけはなく、とても喜んでくれてまぎれもなく心に刻まれます。

コーヒーブレイク

以前、診療室に入って来ない男の子を追いかけるとトイレの個室に入ってしまったので、ジュースでおびき出して廊下のソファに押し倒し、ポケットに隠し持っていた注射器であっという間に採血したことがありました。それからは、奇襲攻撃あるのみと、隙を見計らってうまく採血をしていました。

ある時、術前検査に来たK君の母親に、「Kは、時間はかかるけれど、いって聞かせれば採血に応じる」といわれたのに、心電図を取った後K君の体が少し緩んだのを見て何もいわずに駆血帯をしばって素早く採血をしたことがありました。帰る時になってK君は急に「お母さんの嘘つき」といって大泣きして、あたりの物を手当たり次第投げつけ始めました。私はあわててK君の手を握って「K君、お母さんは嘘をついていない。お母さんはK君が説明されれば採血させるといっていたのよ。先生が、ちょっと焦ってしまったの。今痛んでいるK君の歯の反対側の歯が痛くなったら困るので、早く治療したかったの。それには2時までに採血して検査室に出さないと次の治療に間に合わなかったの。K君は注射が痛かったから泣いているのではなくて、採血することを説明しなかったから怒っているのよね。先生が悪いの。ごめんね。この次からはちゃんとお話するわ。だから、また来てね」といいました。母親は「次はもうないかもしれない」といって帰って行きましたが、予定通りK君は入院して来ました。私はすぐ病室に行き、注射をしないこと、目が覚めたら点滴が入っていることを説明しました。K君はにっこり笑ってくれました。今では、定期検診に来て、全身麻酔を使わずに通常の歯科治療を受けています。

また、こんな症例もありました。身長が170㎝、体重が90㎏をゆうに超している大きな自閉症の患者で、両親がついて来ました。歯科治療時に打たれた局所麻酔の注射のせいで先端が細いものの恐怖症になってしまったというのです。押さえつけて採血するにはあまりにも身体が大きすぎ、仮にできたとしてもパニックになって、走っている車から飛び降りるというのです。術前に検査をするのが建前なので「採血できなければ全身麻酔はかけられない」というと、「歯が痛いらしくて食事をとらない日が続いている」と訴えます。「採血してどのような異常があると全身麻酔に影響があるのか」とさらに聞いてきました。

血液検査で何がわかるのでしょうか？　赤血球数、白血球数、ヘモグロビン、血小板数、電解質、肝臓機能、腎機能などです。元気に走り回っている子どもにこれらの異常があるでしょうか？　しかし、多分悪いところはないだろうとたかをくくって血液検査をしないで麻酔をかけることはできません。堂々巡りのすえ、両親と最良の方法は何かを何時間も話し合いました。両親の真摯な態度がこの大きな子どもに安心を与え、私たちに信頼を寄せる結果となりました。結局、全身麻酔をかけた直後に採血することにしました。この患者も今では通常の歯科治療に応じてくれています。

② 患者および保護者への説明

麻酔の準備では、患者に守ってもらうことを説明します。経口摂取制限すなわち食止めです。胃の中に何か残っていると全身麻酔をかけた時、胃から口腔内に逆流することがあります。呼吸が止まって人工換気をしていると、気管に押し込むことになります。胃内容物は酸度が高い上に、固形物の大きさによっては気管が詰まってしまいます。したがって、液体・個体それぞれの消化時間を計算して食べたり飲んだりしてもよい時間を決め、それ以降は絶飲食とします。

問題は小児患者です。入院中であれば当然飲食物は出しません。完全看護であれば問題はないのですが、保護者の付き添いを許可している場合は要注意です。たいていの病院では、コンビニや売店があって、飲食物を買うことができます。患児はお腹もすいているし、のども乾いていますのでせがまれるとかわいそうだといってついつい飲食物を与えてしまう保護者もいます。「ご飯はだめですよ」というとパンを与えてしまう。「ごはんもパンもだめですよ」というと、うどんを自販機で買って食べさせてしまう。なぜいけないのかをよく説明することが肝心です。万が一、食べてしまった時は「食べたものと量、食べた時間を教えてください。麻酔の開始を遅らせることができます」と優しくいっておきます。叱られると思って、隠す保護者もいるので十分注意します。また、「水分」と曖昧ないい方をせずに、「水」とはっきりいうこととしています。水分＝液体と拡大解釈して、牛乳や果肉の入ったジュースなどを飲ませてしまうことが多々あるのです。麻酔の導入後、胃に管を入れて、胃の中のガスを吸引しますが、大量の液体や固形物が引けてきてひやっとすることがあります。飲食物を手の届く範囲に置かないようにしても、保護者の目を盗んで素早く口に入れる患児もいるので、常に念頭において麻酔をかけることが肝要です。

③　インフォームドコンセント（病状や治療方針をわかりやすく説明し、患者の同意を得ること）

患者は本来、治療に対して決定権を持ち、医師側はそれを尊重します。ただ、患者は正確な医学知識がないため、医師側の説明を完全に理解するとは限りません。それでも、理解したという前提に立って、患者側から承諾を得ておく必要があります。麻酔科医として、麻酔をかけることで患者に起きるかもしれない事象を説明します。例えば、気管挿管の際、上顎の前歯を傷つける可能性（歯の脱臼、補綴物の破壊など）、気管チューブによる声帯の損傷などです。ひと頃は「自分はお酒が強いので、麻酔がかかりますか？」という質問が多かったのですが、近頃は「麻酔から覚めるでしょうか？」とよく聞かれます。わずかでも可能性のあることは患者に正直に告げるよう上司から厳命されたからといって、「麻酔から覚めないことが絶対ないとはいえません」と答えた新米麻酔科医が「それはどういう時でしょうか」と患者から責められて困っていました……。

④　手術室での準備

全身麻酔をかける前に手術室で必ず行うことが3つあります。酸素がきているか、麻酔器に漏れがないか、吸引機は作動するかです。

麻酔をかける上で一番大切なガスは酸素です。現在の麻酔器はスイッチをオンにすると酸素が流れ、他のガスがいきなり出ない構造になっています。診療に使用する医療ガスは中央で管理し、各診療室に供給されます。中央でガスの配管を間違えると、とんでもないことが起きます。笑気だと思って酸素が流れるのは害がありませんが、酸素だと思って100％の笑気が流れると重大な事故になります。したがって、麻酔器を使う時はまず酸素を流して必ず自分で吸ってみることにしています。酸素以外のガスであると、酸素欠乏のためくらっとします。次に麻酔器に漏れがないかを調べます。全身麻酔では呼吸を止めて人工換気を行います。麻酔器のどこかに漏れがあると、十分な換気ができません。漏れの生じやすいところは、カニスターの接続部、蛇管や呼吸バックの劣化による穴などです。吸引機が作動するかも当然点検します。必要かつ十分な機材の整備や器具の準備こそが麻酔を安全に遂行する鍵です。

(二) 麻酔の実際

① 麻酔の開始と導入

◆患者が手術室、診療室の出入り口に到着します。

手術室は、手術を行う個室、滅菌消毒室、器具、器材の倉庫、回復室、患者の受け渡し室などが集まった部屋の総称です。

患者が到着すると、まず受け渡し室で名前を確認します。手術室を多数持つ施設ではいっせいに患者が到着します。担当の麻酔科医と看護師はあらかじめ診察を行って患者と顔見知りではあるものの、似たような顔や名前はあるので、付き添ってくる主治医側と目を合わせしっかり患者を確認します。麻酔科医と看護師は担当の患者を個室へと誘導します。外来の診療室で行う時も、患者の確認の流れは同様です。手術室の中の廊下は、一種異様な緊張感に包まれています。個室に入る寸前あるいは個室に入って手術台に横たわる寸前に、部屋の中の仰々しい装置や器材を見るや否や緊張感が増して、手術は受けたくないといって逃げ出す患者がいるので要注意です。医療側はこれから始まる麻酔や手術のことで頭が一杯なので、患者の気持ちを推し量るだけの余裕がないこともあります。

——ところで、人は緊張すると脈が速くなります。麻酔科医がどんな時に一番緊張するかをホルター心電図という24時間測定できる心電計をつけて、麻酔準備、患者入室から麻酔終了までを測定してみると、たいていの麻酔科医は患者が入室したとたんに脈が急に速くなり最高潮に達します。この緊張がない麻酔科医は成長して名を残すことはできません。

◆患者が手術台に横たわると、血圧計、心電図、パルスオキシメーターなどのモニターを装着します。静脈路を確保して、点滴をつなぎます。フェイスマスクを顔面に密着させ、酸素を投与します。

◆麻酔薬を投入する。

麻酔の導入には通常静脈麻酔薬を用います。続いて筋弛緩薬を静注します。筋弛緩薬投与の目的は、気管チューブを挿入しやすくするためです。筋弛緩の効果が現れたら、喉頭鏡を用いて気管チューブを気管に挿入します。これには経口挿管と経鼻挿管があります（64頁参照）。歯科口腔外科では術野が口腔内なので、チューブが施術の邪魔にならないよう経鼻挿管を選択します。気管チューブを通して麻酔ガス、酸素、空気などを送り、人工換気を行います。

麻酔の維持には調節性のよい麻酔薬を用います。通常はセボフルランやイソフルランなどの吸入麻酔薬ですが、近年静脈麻酔薬のプロポフォールも用いられるようになりました。静脈麻酔薬は吸入麻酔薬に比べて排泄するのに時間がかかることが多い上に、投与し続けることで蓄積し、投与を中止してもなかなか覚めないので、麻酔の維持にはほとんど用いられなかったのですが、プロポフォールは半減期が短く、注入を持続しても投与を中止した後は麻酔からの回復がきわめて速いのです。

バイタルサインが安定していることを確認して、外科医に術野を渡します。バイタルサインとは生命兆候のことで、脈拍、呼吸、体温、血圧、意識レベルの5つの項目に代表される

「生きている証拠」です。全身麻酔をかけている状態では意識はなく、筋弛緩薬を投与していれば呼吸もしていないので、人工的に換気（人工呼吸）を行わなければなりません。

② 手術の開始と麻酔の維持

手術に都合の良い体位をとり、外科チームが術野を消毒して、いよいよ手術が始まります。術野が口腔内であると麻酔科医は直接見ることができないので、進行状況を把握し、手術が生体に与えるストレスを推し計り、麻酔の濃度を調節します。5分ごとにバイタルサインを確認し記録します。記録は患者のバイタルサインだけでなく、使用した薬剤、ガスの濃度、人工換気の回数、特筆すべきエピソード等、患者の情報がすべて入っているいわゆる麻酔記録です。適正な麻酔管理が行われているかどうかひと目で分かり、後に他の症例にも参考にできる優れものです。

③ 麻酔からの覚醒

手術が終了したら、麻酔から覚醒させます。まずは麻酔薬の投与を中止します。気管チューブを挿入している場合は意識が戻ると刺激になるので、できるだけ早く抜去したいです。しかし、全身麻酔をかけて消失した意識や生体防御反射などもろもろのものを回復させるので、導入と同様、覚醒も短時間でダイナミックな変化を生体は示します。中途半端な時点で抜管すると、様々な合併症を起こす可能性があります。生体には意識があると、睫毛反射、嚥下反射、咳嗽反射など生体を防御するための反射があります。

睫毛反射は、異物が目に入る時睫毛に触《ふれ》ると瞼を反射的に閉じて防ぎます。睫毛反射があるかどうかは、睫毛を触って瞼をぱちぱちするかです。

また、嚥下反射とは胃の内容物が口腔内に逆流したり口腔内に異物がある時、反射的に嚥下することで、異物が気管に入らないようにしています。

咳嗽反射は、喉頭にある異物が気管に入らないよう咳をする反射です。

これらの防御反射があると、意識が完全に戻っていなくてもとりあえず生体を守る体勢にあるといえます。さらに「目を開けて」「口を開けて」等の簡単な指示に従うかどうかで意識が戻っているかを確認します。自然呼吸が確認できたら、強く握手できるかどうかで筋弛緩薬の効果が消失しているかを確かめます。このような条件が整ってから、気管チューブを抜去します。指示が聞こえない、理解できない患者には、抜管は慎重に行わなければなりません。

④　術後の管理

麻酔薬、あるいは麻酔に使用した薬剤が完全に体外に出るまでには時間を要します。モニター機器はすぐに外さず、直接患者を観察することが必要です。手術室内の回復室でさらに観察を続けることもあれば直接病室に返すこともありますが、厳重な監視が必要な場合はICU（集中治療室）に収容します。口腔外科は特に、術後の気道の管理には十分注意しなければなりません。

五　小児の麻酔

全身麻酔下で歯科治療をする対象の多くは知的障害をもつ小児や、何らかの先天性疾患をもった乳幼児、あるいは歯科治療に協力しない小児で、意思の疎通がなかなかとれない相手です。したがって、小児の精神的・身体的特徴を理解して麻酔管理に生かさなければなりません。子どもはおとなのミニチュアではないと理解することが大切です。

㈠　解剖学的・生理学的特徴

小児は成人とは異なった解剖学的・生理学的特徴をもっています。小児は各臓器の機能が未熟である上にサイズが小さいので、成人より細かい配慮が必要です。麻酔の管理上、最も大きな問題は呼吸器系の解剖学的・生理学的特徴にあります。

① 呼吸器系

小児は一般に舌が大きく鼻腔が狭いため、上気道の閉塞を起こしやすいです。その上、扁桃腺、アデノイド肥大もしばしばみられ、気道の確保に難渋することも稀ではありません。また、呼吸筋や胸郭の発達が未成熟なため、容易に低酸素状態に陥りやすく注意が必要です。

② 循環器系

心拍出量は1回拍出量×心拍数で算出されることはすでに述べました（84頁）。小児の心筋は拡張能に乏しいため、1回拍出量や心筋収縮力の増加が期待できません。そのため、心拍出量の増加はもっぱら心拍数の増加に依存しています。したがって、心拍数が減少すると心拍出量が減少します。また、副交感神経が優位なため低酸素状態に陥ったり、吸入麻酔薬や喉頭鏡操作で迷走神経を刺激すると容易に心拍数が減少して血圧が低下します。このため、心拍数の維持は重要です。

③ 代謝・体温調節

小児は体重当たりの体表面積が成人に比べて大きいのです。体重よりも体表面積を指標とする酸素消費量、二酸化炭素生産、心拍出量、肺胞換気量などは、体重当たりに換算すると成人よりも大きくなります。

体温調節中枢が十分に発達していない上に、皮膚が薄く、脂肪が少なく、大きな体表面積を持つ小児は、熱量を失いやすく低体温症になりやすいです。手術室は温度が低く、乾燥した麻酔ガス、体温中枢に影響のある麻酔薬の投与などで、さらに低体温が助長されます。低体温は、覚醒遅延、呼吸抑制、心筋の被刺激性の増加などを引き起こすので、術中の体温管理は重要です。持続的に体温を測定し、低体温にならないよう配慮すると同時に、覆布などをかけすぎて高体温（うつ熱）にならないように気を配る必要があります。

④ 体液区分

新生児、乳児、幼児の全体水分量はそれぞれ、80、70、65％で成人60％に比して高く、水分交換率も新生児25％、乳児50％と成人14％に比べて著しく高いため、脱水症になりやすいので十分に注意します。

(二) 小児麻酔の実際

① 術前管理

a. 術前回診

一般に、術前の患者訪問の目的は、患者の術前の状態を把握し最も適切な麻酔管理計画を立てること、麻酔のリスクを説明し同意を得ること、患者の不安を取り除き患者と信頼関係を築くことなどです。小児患者に対しても基本的に変わりありませんが、実際はなかなか難しい問題です。意思の疎通ができる患児とは信頼関係を築くことが何よりも大切です。それには、決して「何もしない」とか「絶対痛くない」等の嘘をついてはいけません。また、使用するフェイスマスクを持参し、具体的にやり方を説明するのも得策です。さらに、保護者の不安を取り除いて信頼を得ることも大事です。保護者が不安だと子どもは必ず察知します。時には思わぬ高熱を出します。事前に精神安定剤を「母親」に飲ませると良いといわれるくらいです。体温が37・5℃以上だと風邪をひいている可能性もあるのでとりあえず中止にしますが、中止を宣言した途端、熱が下がって元気になるという事例は稀ではありません。しかし、風邪症候群で発熱していることもあるので、体温だけでなく、咳、鼻汁の有無などを十分確認する必要があります。

では、本当に風邪をひいている時はどのくらいの期間、延期したら良いのでしょうか？なるべく早く治療を受けさせたいけれど、風邪の影響が残っていると全身麻酔をかけることで様々な合併症を引き起こす可能性もあり、麻酔科医にとっては頭の痛い問題です。また、予防接種後はどれくらいの期間あければいいのでしょうか。麻酔や手術侵襲で一過性に免疫機能が低下するといわれているので、一般的には生ワクチン系では4週間、不活性ワクチンでは2週間ほどあけるのが奨められています。

b．経口摂取制限

誤嚥性肺炎を起こさないように成人と同様、術前に経口摂取の制限をします。しかし、小児は脱水になりやすいため、長時間の制限は避けます。午前中の早い時間に麻酔を開始するように努めます。遅れる場合は、輸液を開始して脱水と低血糖を防ぎます。

② 術中管理

a．麻酔導入

初めて全身麻酔を経験する患児にとって痛いことをされるのがもっとも恐ろしいことに違いありません。したがって、小児の麻酔導入は、静脈路を確保して静脈麻酔薬を投与する急速導入より、マスクから麻酔ガスを吸入させる緩徐導入がほとんどです。しかし、緩徐導入を選択しても、静脈を穿刺するのは一瞬でさほど痛くないから、静脈路を確保して行う方法を絶対曲げない麻酔科医もいました。

b．気管挿管

乳幼児に使用する気管チューブの太さはおよそ患児の小指に相当するので、かなり細いのです。しかし個人差があり、挿入する予定のチューブと前後（0・5㎜増減する）の太さを合わせて3本用意します。喉頭鏡は1歳以下の小児では直型が挿管しやすいです。声門を確認してチューブを挿入していきますが、声門を超えた先の輪状軟骨部が最も狭いので、無理にこじ入れないようにします。無理に入れると術後、声門下狭窄、浮腫が起き、気道閉塞の原因となります。換気をした時、わずかにガスが戻ってくるくらいの隙間があるようなチューブを挿入します。

小児の経鼻挿管は安全性を考えて、まず経口挿管を行って気道を確保した後、経鼻的にチューブを入れ替えます。成人と同様、鼻腔を消毒しチューブを温め、愛護的に行います。

c. 麻酔維持

麻酔維持は成人とあまり変わるところはありませんが、最小肺胞濃度（MAC）が大きいので、成人に比して麻酔濃度を高く維持しなければならず、麻酔必要量は増えます。

d. 麻酔覚醒、抜管

小児は、はっきり覚醒していなくても体動が激しい時があります。麻酔が浅い時に抜管すると喉頭痙攣を起こしかねません。そうかといって、防御反射のない深さの麻酔で抜管すると、口腔内の血液や分泌物を誤嚥する可能性があります。どの時点で気管チューブを抜くのかは、とても難しい問題です。少なくとも防御反射があり、開眼や握手を促した時に反応があったら覚醒したと判断するしかありません。

③　術後管理

小児は、麻酔覚醒後に興奮して泣きわめくことが稀ではありません。「呼吸が苦しい」「痛い」「お腹が空いている」を見きわめます。歯科口腔外科領域の術後疼痛に対しては、手術終了してから鎮痛薬を静注するか、体温計を抜く時直腸に鎮痛薬を挿入するかをして、術後に痛みが出ないよう配慮します。

抜管後の呼吸状態はよく観察しなければなりません。呼吸の有無はもちろんのこと、「ひゅうひゅう、ぜいぜい」いっていないか、呼吸を努力して行っていないか、などです。場合によっては再挿管します。

また、抜管後に嘔吐がみられることがあります。歯科口腔外科の手術では口腔内の止血を確認してから抜管しますが、血液が胃に流れ込んでいる可能性があります。まずは、覚醒前に、胃の内容物を吸引するようにします。

六　歯科口腔外科手術の麻酔の特徴

歯科口腔外科手術の特徴は何といっても術野と気道が重なっていることです。したがって、全身麻酔をかける際は術前に気道を管理する上での問題点を十分把握し、術中・術後の気道管理をどのようにするか綿密な計画を立てなければなりません。

また、経口的に挿管すると術野の邪魔になるので、経鼻的に挿管する場合が多いのも歯科口腔外科手術の特徴です。

(一)　気道確保困難症例とは

気管挿管は、基本的には喉頭鏡を用いて喉頭を展開し声門を直視して、気管チューブを挿入します。

次にあげるのは全身麻酔の導入で意識が消失すると、気道の確保が非常に困難か、十分に喉頭展開ができない、声門が直視できないなどの理由で気管挿管も困難なことが多い症例です。しかも歯科口腔外科の症例によく見られます。

①　小顎症
②　開口障害
③　フェイスマスク不適合
④　頸部伸展不能
⑤　短頸

例えば、先天性異常である Treacher-Collins 症候群や Pierre Robin 症候群は、口蓋裂を合併している場合があり口腔外科で扱いますが、特徴は下顎が小さい、いわゆる小顎症のため挿管が困難で要注意です。先天性の代謝疾患であるムコ多糖症は下顎は小さくありませんが、首が短いので気道の確保も気管挿管も困難です。顔面の外傷、顎関節強直症、口底部蜂窩織炎、顎骨骨折などは口が全く開かないあるいは少ししか開かないという開口障害を伴っているため、気道管理が難しい症例です。これらの症例は術後の気道の管理も難しく、再挿管も容易にできないので、術後、気管チューブを留置したままにするか、抜管した時は気道が閉塞していないかどうかの観察が必要です。

コーヒーブレイク

前述したように、口蓋形成術の麻酔は最も嫌な麻酔です。まず挿管困難な症例が少なくないからです。声門が見えにくい時は経鼻的挿管の方が有利ですが、組織と一緒にチューブを縫合した前例があるせいか、原則的には経口挿管です。気管チューブは口角に止めますが、曲げても内腔が狭窄しないものでなければなりません。金属の細いらせんが入っているものは弾力性があり、鉤を持っている助手が不用意に引っ掛けてチューブを抜いてしまうことがあります。あらかじめ口角のところにカーブがくるように作られたものは、脱管はないものの、カーブが微妙で患児に合わないことがあります。チューブを中央に止める仕様の開口器は固定と開口と一石二鳥ですが、開口させると同時にチューブをつぶしてしまう恐れがあります。適切な体位をとり、開口器をかけて口蓋を直視できるまで、一騒動です。

手術開始前にまず、出血を少なくして術野を明視するために、口蓋に血管収縮薬添加の局所麻酔薬を注射します。血管収縮薬のアドレナリンは吸入麻酔薬のハロタンやエンフルランと併用すると、重篤な不整脈を起こすので厳重に注意していました。後は、早く手術が終わるように祈るばかりでした。手術が終わって覚醒する前に、口腔内の出血や異物の有無を確認します。異物とは、小さく折り畳んだガーゼいわゆる小折ガーゼです。狭い術野の血液を取り除くのに、大きなガーゼは入らないので小折ガーゼを使いますが、そもそもガーゼは血液にまみれるとわからなくなるので、よく確認することが大切です。口蓋形成術を受ける年齢は1歳から1歳半です。口蓋裂があると鼻咽腔が閉鎖されないので、言葉が鼻に抜けるような発音になるため、言葉を覚える前に手術をします。

この年齢の小児に使用するチューブは4から5㎜の太さですが、気管が細いので、容易に声門下浮腫を起こします。特に風邪をひいている時です。遠方から来ている、病室が混んでいて今手術しないといつできるかわからない、2歳を過ぎてしまうなどを理由に外科側から押し切られ、少し風邪気味の小児の口蓋形成術の麻酔を強行して、術後声門下浮腫のため呼吸困難をおこし、長期に呼吸管理を余儀なくされたことがありました。

手術前に撤退した2症例のうち1つは、風邪ぎみだったのに強行して気管挿管した後、気管の分泌物が吸引してもなかなか減らなかった症例です。口腔外科医にも換気の音を聞いて納得してもらって中止しました。もう1つは耳と目に特徴があり下顎が小さいため挿管の困難な、Treacher—Collins 症候群です。この症例は挿管できませんでした。両親に中止の理由をよく説明して、1年後に無事できました。

(二) 気道確保困難症例対策

気管挿管や気道確保の困難な症例にはどのような対策があるのでしょうか？ 特殊喉頭鏡を用いて挿管する場合もありますが、多くの場合意識を残したまま、あるいは鎮静薬等で呼吸は残して意識レベルを落として、気管支ファイバーを用いて挿管します。

あらかじめ気管チューブの中に気管支ファイバーを入れ、まず気管支ファイバーを鼻から挿入してファイバーをのぞいて喉頭蓋および声帯を確認し、声門から気管に通します。これをガイドに気管チューブを気管に挿入します。

㈢　経鼻挿管の利点・欠点

歯科口腔外科手術の際の経鼻挿管の利点は何といっても、術野が妨げられないことです。歯科治療において、印象を採ったり咬合を診たりするには経鼻挿管でなければできません。

一方、欠点は気管チューブを鼻腔に通すことで生じます。まず、鼻腔の不潔なものが気管に挿入されてしまうことです。ついで、鼻腔を通すため、やや細めのチューブを選択しますが、チューブの内腔が狭くなると中を通るガスの抵抗が大きくなり呼吸には不利です。そして、最大の欠点は鼻出血を起こしやすいことです。鼻出血を防ぐには、前もって消毒液をつけた綿棒で鼻腔を消毒し、鼻腔に血管収縮薬添加の点鼻薬を点鼻し、気管チューブを温めて愛護的に挿入します。患者の呼吸は止まっているので、早く挿管しようとするあまりあわててしまって、鼻出血を起こしてしまうことも少なくありません。最初に経口挿管して気道を確保してから、落ち着いて経鼻挿管を行う方法もあります。

㈣　術後の気道管理

術野と気道が重なっている歯科口腔外科手術後の気道管理はとても大切です。

①　浮腫で気道狭窄

メスを入れると体に傷害を与えます。傷害が加わると細胞外液が集合して、浮腫となります。舌や口底の手術では浮腫は容易に気道を圧迫して、場合によっては気道が閉塞します。術後、麻酔から覚醒させても気道確保のため、浮腫が気道狭窄を起こす心配がなくなるまで気管チューブを留置することもあります。抜管した場合は再挿管が難しいかもしれないので、気管切開の可能性を患者によく説明し準備をします。

② 顎骨切除で舌根沈下

下顎骨を正中を越えて切断し、何の補強もしないで気管チューブを抜管すると舌根沈下がおきて気道が閉塞します。気管チューブの留置か、気管切開を選択しなければならないでしょう。

③ 顎間固定

顎骨骨折、顎骨の外科的矯正では術後、上下顎の顎間固定が必要になります。口腔外科医や歯科矯正科医は上下顎の位置を合わせて麻酔覚醒前にがっちりと顎間固定をしたがります。しかし、顎間固定をしたまま抜管することは麻酔科医にとってはなかなか受け入れ難いのです。出血や嘔吐物をすぐ吸引することができず、窒息の原因となり、肺内に吸引すれば誤嚥性肺炎になる可能性もあります。固定は全顎ではなく数カ所、固定に用いる金属線を切断する器具を用意しておく、輪ゴムで数カ所固定する、がどうにか許せる範囲でしょう。

七　歯科治療患者の日帰り全身麻酔

施術の当日に来院し全身麻酔下で歯科治療を終えて、その日に帰宅する日帰り全身麻酔の症例も少なくありません。入院するという環境の変化は、成人でもストレスを感じます。まして や小児では堪え難いストレスと感じるに違いありません。その結果、興奮状態に陥ったり、発熱を生じることがあるくらいです。そこで、患者の全身状態、処置内容などに厳しい基準を設け、それを満たしたものに限って全身麻酔をかけて治療する日に来院し、治療を終えて麻酔からの回復を見定めて帰宅させるのです。対象となる患者の条件としては、

㈠　全身状態が良好で、特別な管理が必要ない
㈡　責任をもって介助できる成人の付き添い者がいる
㈢　治療施設と患者宅の距離が遠くなく、複雑な交通手段を用いなくてよい
㈣　帰宅後に異変が生じた時、再来院できるか近くに救急対応の病院がある

処置内容の条件としては、

㈠　おおむね2時間以内で終了する
㈡　侵襲が少ない
㈢　治療後に合併症を起こす可能性が少ない

この条件を満たさなければ、日帰り全身麻酔による治療は避けるべきです。術前の全身状態評価は入院して行うものと同様に実施します。使用する麻酔薬、麻酔方法、モニター類も、入院して行う全身麻酔と変わるところはありません。

日帰り麻酔を実施するにあたって一番問題となるのは、当日、絶飲食を守っているかどうかです。入院して管理しやすい状況でも、ちょっとの隙に飲み食いしてしまうことが皆無ではないので、保護者には起床してから自宅を出るまで、また治療施設への道のりに至るまで、十分に注意してもらわなければなりません。

また、風邪をひいているかどうかもしっかり見定める必要があります。風邪を侮ってはいけません。幼児は喉の痛みや違和感などを訴えないので、よく観察して風邪の徴候を見逃さないようにします。風邪をひくと気道の過敏性が高まります。麻酔ガスは乾燥しているので、気道を刺激します。また、気管チューブも気道の炎症を進め喉頭痙攣を起こしやすく、術中、気道分泌物が貯留して低酸素血症や気管支痙攣も起こりやすくなります。風邪薬をすでに服用している場合は症状が隠れていることがあります。したがって、風邪をひいてから2週間以内は全身麻酔は避けなければなりません。また、急に発熱、咳、鼻汁などの症状がある場合や聴診してラ音が聴かれる場合も延期する方が懸命です。

日帰り全身麻酔は、患者にとっては入院するよりもずっと負担は軽くすみます。しかし、麻酔科医にとってみればこれほど気を使う麻酔はないと思います。

八　頻回麻酔

「頻回」とは何回のことでしょうか？　「比較的短期間のうちに頻繁に」という意味と思われますが、何回というより、「回数が多い」と解釈してください。

全身麻酔下の乳歯の歯科治療は1回で済ませるのが基本です。手順を診療補助者としっかり打ち合わせをして、術者は手を休めることなく円滑に治療を進めます。しかし、乳歯でも歯髄にまで至るむし歯や永久歯の治療が多数あると、長時間かかることがあります。充塡ですむ歯以外は全部抜いてしまうなら簡単ですが、それでは麻酔のなかった一七〇年前の考え方に逆戻りすることになってしまいます。冠や継続歯、ブリッジはその場ですぐできないし、できるだけ歯を残そうとすると根の治療も行わなければなりません。したがって、場合によっては数回に分けて治療します。しかもあまり間を空けすぎると歯が挺出して噛み合わせが狂ってしまいます。状況に応じて、比較的短期間に治療のため何回か麻酔をかけることを頻回麻酔と呼んでいます。麻酔に用いる薬剤は代謝が速く、何日も体内にとどまらないので身体に与える影響は少ないとしても、全身麻酔をかけることに伴う身体的・精神的ストレスは避けることができません。麻酔操作はできる限り愛護的に行うことはいうまでもありませんが、保護者には十分説明し協力してもらいます。歯科技工士との綿密な打ち合わせも必須で、症例に合わせて適切な時期を決める苦労もありますが、治療後の患児の笑顔が保護者、携わった歯科医療関係者にご褒美として必ずもたらされます。

九　医科麻酔と歯科麻酔に違いがあるの？

麻酔薬を投与して意識をなくし気道確保のために気管チューブを気管に挿入する、手術中は患者の生命の兆候をつぶさに観察して適切な管理を行う、手術が終了したら麻酔薬の投与をやめて覚醒させる、という一連の作業は医科麻酔も歯科麻酔も基本的に同じです。

——どこが違うのでしょうか？　当たり前ですが、対象となる臓器が違うのです。命に直結するような臓器の手術、例えば心臓の手術では場合によっては心臓を止めて人工心肺をまわしますが、輸液や輸血の管理もきわめて重要で、少しの油断も許されません。肝臓移植、腎臓移植もしかりです。もちろん1人の麻酔科医だけでできる仕事ではなく、たいていはチームを組んで役割分担します。こういった医療の現場に歯科医師が研修という形で参加できるシステムを二〇〇九年（平成二十一年）に確立しました。それまでもたくさんの歯科医師が、医科麻酔の現場で研修してきました。医科側からは、まじめでやる気があるしよく勉強していると概ねよい評価を得ていましたが、歯科医業を超えた医療現場で従事したことを指摘され、「歯科医師が全身麻酔をかけていいのか」という声が再び大きくなってきました。

そこで、厚労省、日本麻酔科学会、日本歯科麻酔学会がそれぞれ委員を出して、歯科医師の医科麻酔における研修ガイドラインを作成しました。歯科医師が研修できる病院は医科麻酔の指導医がいて、麻酔を研修するのに十分な施設、設備をもつなど、一定の基準を満たす所です。当然、歯科医師は指導医のもとで研修のガイドラインに沿って麻酔を学びます。全身麻酔の基本的な作業が同じなら何も医科麻酔を学ぶ必要がないのではという疑問を持つかもしれません。しかし、医科系の手術の対象となっている疾患を勉強するのは興味深い上、全身状態を評価するのに大いに役立ち、生きた臓器も見ることができ、一分一秒を争う緊迫した状況をチームワークで乗り越えていくのは大変よい経験です。何よりも、うまくいった時の達成感を一緒に味わえる機会はそうあるものではありません。口腔外科が担当する顎・顔面の悪性腫瘍の手術でも頸部廓清術、腫瘍摘出術などを口腔外科が、再建術を形成外科が行うといった体制もとられています。

大きな手術、小さな手術はあっても、大きな麻酔、小さな麻酔はないといわれてきました。どんなに短時間で侵襲の少ない手術の麻酔でも、使用する薬剤、器具、モニター、操作は同じです。しかし、大きな手術には大がかりな麻酔があることは事実です。例えば、長時間の手術、範囲の広い手術、臓器移植、人工心肺をまわす心臓手術などは生体の恒常性を保つきめ細かい麻酔計画をたて、実行する人手が必要です。また、大がかりな麻酔・手術は医科の方がずっと数は多いのです。

しかし、少し困った事態も起きます。忙しいけれど充実した医科での麻酔研修を終えて、歯科治療の麻酔をかけていると、自分のしていることがとてつもなく小さな仕事に思えてしまうのです。歯科麻酔には限界があるとさえ思いはじめます。医科の大がかりな手術の麻酔を医科の麻酔指導医がいなければ研修できないのは歯科医業の限界にすぎません。医科での麻酔研修は麻酔指導医のもとにガイドラインを遵守して勉強します。歯科医師は、歯科口腔外科の治療にのみ全身麻酔をかけることができるのです。歯科口腔外科の治療でしか全身麻酔がかけられないのは歯科麻酔の限界ではなく、歯科医業の限界です。すべての麻酔をかけたければ、医師になるしかないのです。

——しかし、がっかりすることはありません。歯科麻酔科医として、また、歯科医師として医師にはできない、医師とは違う活躍の場はたくさんあります。歯科治療の対象となる患者の年齢層は広く、歯科医業の範囲は広がっています。

また以前、麻酔業務がほとんど同じなら、いっそ統合したらどうかという話があちこちから聞こえてくることがありました。もちろん、研究や臨床の現場では協力、共同作業は常に心がけています。しかし、歯学部の学生への全身管理、心肺蘇生などの安全管理教育を担っている歯科麻酔学は主体性をもった歯学に欠かせない大事な講座です。全体を見わたす目を養って麻酔で培った知識と技術をもって、これからのさまざまな新しい分野に進出してほしいと思います。

十　安全な歯科医療を施す方法

まずは患者が診療室に入ってきた時から、顔色や顔つきをよく観察して、その日の患者の状態を把握することが大切です。

㈠　歯科診療時の患者評価

あらかじめ、患者にどのような全身疾患があるか知ることが必要です。医科でも歯科でも初めて診療を受ける時は問診票を書きます。これを参考に、全身疾患の種類、服用薬剤を把握します。次のような疾患は歯科医療患者によくみられます。

①　高血圧
②　虚血性心疾患
③　不整脈
④　心臓弁膜症
⑤　脳血管障害
⑥　気管支喘息
⑦　糖尿病
⑧　甲状腺亢進症
⑨　肝炎

妊娠は病気ではありませんが、特別な配慮をする必要があります。

それぞれの疾患の歯科診療時の注意点の詳細は成書に譲りますが、歯科医療の大きな特徴は、歯が生えてくる乳幼児から高齢者まであらゆる年齢層の患者がいて、それぞれの年齢層で注意点があることです。例えば、高齢者は循環器疾患を有する患者が多いので、血圧や脈拍の変動に注意が必要です。しかも、歯科診療を行ううえで、歯科診療の身体的・精神的ストレスが最も影響を及ぼす全身疾患は循環器疾患です。現在では医学の発達によって、今まで来院できなかった患者が日常生活も普通に送れ、自分で歩いて歯科医院を訪れることができるようになりました。しかし、患者は治療を受ける前から不安や緊張を覚え、血圧は高くなり、脈拍は速くなっています。歯科医師は治療内容をあらかじめ患者に十分説明し理解してもらうとともに、少なくとも治療がどの程度のストレスを患者に与えるか十分認識しておきます。

いずれにしても、歯科診療は心身共にストレスを与えるものと心得て、痛みの除去のため局所麻酔を使用するだけでなく、いつも患者がリラックスして治療が受けられるような環境づくりが望まれます。

㈡　鎮静法、モニター監視の実施

ストレスを軽減する方法に鎮静法があります。鎮静法の詳細については後述しますので参考にしてください。

モニター監視とは、パルスオキシメーターや自動血圧計、心電図を装着し、歯科治療中の呼吸・循環の変動を監視して、危機的状況を察知することです。使用するモニターについては、取り扱い、注意点を熟知して、有効に使えるようういつも準備することが肝要です。

そして最も大切なことは、歯科医師自身の体調を万全に整えておくことです。

第三章　歯科麻酔の実際

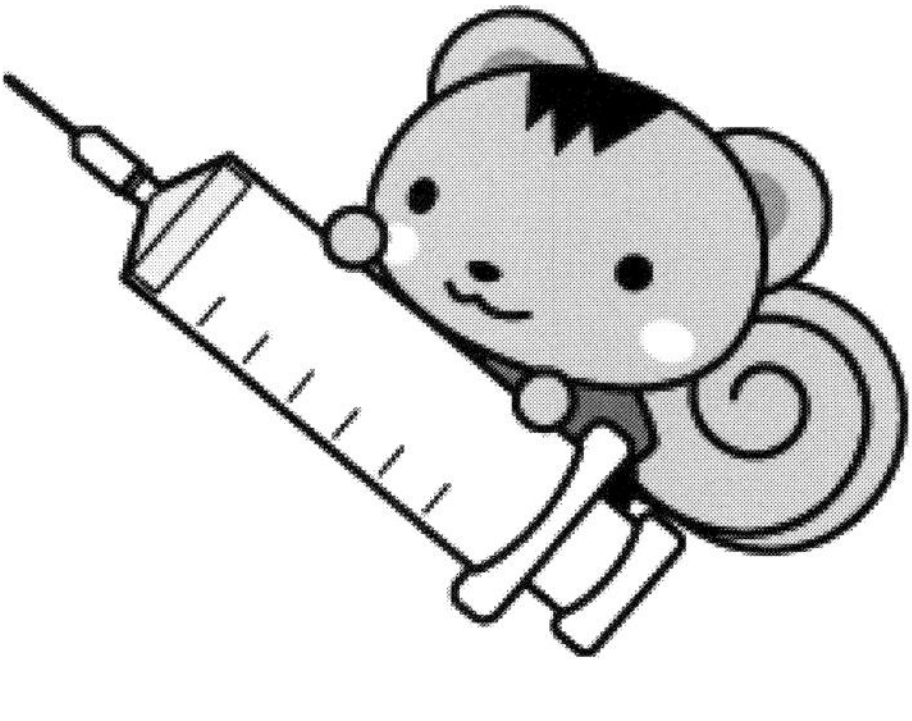

一　局所麻酔法

局所麻酔を十分に効かせることは、歯科診療を行ううえで最も重要な事柄の一つといえます。それには局所麻酔の特性をよく知ったうえで目的にかなった種類を選択することが肝要です。

◆表面麻酔

粘膜の表面に麻酔薬を塗布、あるいは噴霧して、粘膜の表面を麻痺させる方法です。あまり長い時間の麻酔効果は期待できませんが、注射の刺入部位の鈍麻には有効です。表面麻酔は健康な皮膚には無効ですが、表皮に損傷や潰瘍があると粘膜に対してと同様の効果を発揮します。毒性が少なく表面麻酔作用の強いリドカインを、液状、軟膏、ゼリー状、スポンジに染み込ませた形にして用います。

◆浸潤麻酔

組織内に麻酔薬を浸潤させて、限られた部位の神経終末を麻痺させる方法です。歯科口腔外科領域で最も多用されています。しかし、麻酔の対象が硬組織から軟組織、歯髄と幅広いので、目的の部位に確実に効かせるのは易しくありません。患者に痛みを与えず上手に注射し、麻酔効果が十分得られると、歯科医師としての信頼が一段と高まること請け合いです。

◆伝達麻酔

神経幹や神経叢に麻酔薬を注入し、末梢の神経を麻痺させる方法です。少量の薬液で広範囲に持続時間の長い麻酔効果が期待できます。また、化膿巣などに直接刺入しなくてすむので感染物が広がるのを避けられます。しかし必要以上に長時間、広範囲に麻痺が及ぶことや、神経、血管の損傷、麻酔液の血管への注入などに十分注意する必要があります。

(一) 局所麻酔の有効な使用方法

局所麻酔を痛みなく、有効に行うことが歯科治療成功の秘訣です。局所麻酔薬は、神経活動電位を抑制して神経を遮断するので、局所麻酔薬を注入した箇所から末梢の神経が麻痺します。

歯科治療をするには、麻酔液が歯髄に到達しなければなりません。歯は顎骨に植立していますが（**図28**）、顎骨を通して薬液を浸透させるため、強圧をかけられる歯科特有の注射器を使用します（22頁）。下顎は、上顎に比べて歯槽骨壁が骨小孔に乏しく、緻密質が著しく発達しています。特に下顎の臼歯部は骨皮質が硬く厚いので、麻酔をきっちりと効かすには熟練、工夫が必要です。薬液が浸透しやすいように骨小孔の多い歯間乳頭をねらって注射しますが、急激に薬液を注入するとかなり激しく痛むので、緩徐に薬液注入をすることが肝要

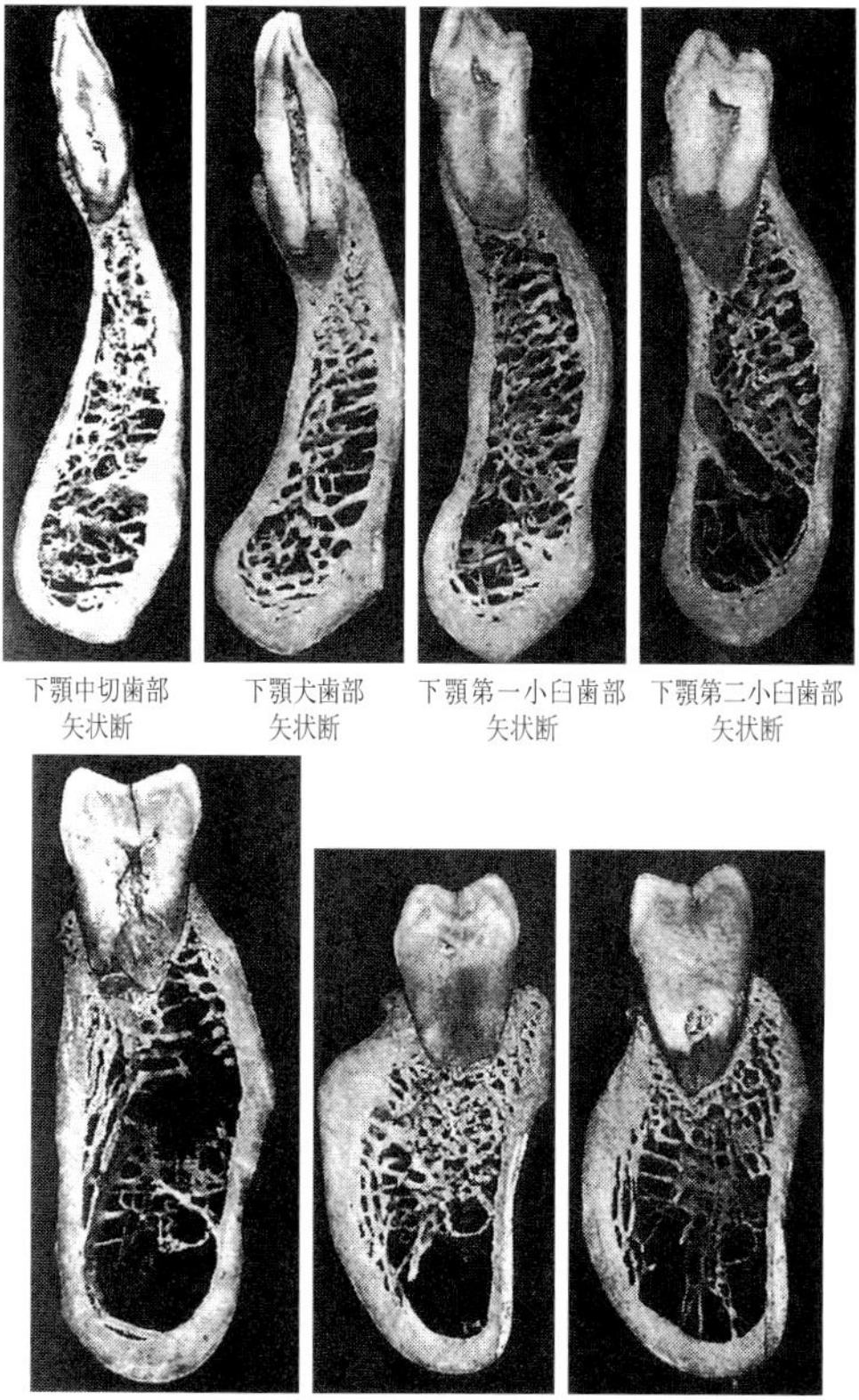

図 28　下顎歯槽部の断面[6)]

です。

最近は、電動注射器が使用されるようになりました。電動注射器は強圧をかけ、注入スピードが調節できるので、痛みを少なく薬液を注入することが可能です。

また、歯科で用いる局所麻酔液には血管収縮薬が含まれていることが多いのが特徴です。血管収縮薬を添加する目的は、血管が収縮することによって、局所麻酔薬が血管に吸収されにくくなり局所にとどまる量が多くなるので麻酔効果が増強し、効果も延長します。しかし、血管収縮薬として使われるアドレナリンは昇圧薬なので、循環器疾患がある患者への投与は慎重にしなければなりません。そこで、血管収縮薬として循環器疾患に影響の少ない、合成ホルモンのフェリプレシン添加の局所麻酔薬を使用する方法もあります。また、局所麻酔薬そのものに血管収縮作用のあるものも開発されました。いずれの麻酔薬を用いるかは、患者の状態、治療内容に基づいて決めますが、適切な量できっちりと無痛を得ることが何よりも大切です。

(二) 局所麻酔の合併症

局所麻酔は歯科診療に欠かせないもので、使用頻度は数えきれないくらいです。その結果、局所的合併症が起きる率も決して低くはありません。

①　神経障害

伝達麻酔の際に注射針で神経を損傷した時や、注射によって生じた血腫が神経線維を圧迫した時に神経の麻痺が続くことがあります。舌神経が麻痺すると味覚障害が出現することもあります。神経の走行は肉眼で見ることはできないので、神経障害を予防することは困難です。伝達麻酔のケースを厳選し、伝達麻酔の必要性、神経障害の可能性を患者に説明し、了解をもらっておくと後でもめなくてすむかもしれません。

②　粘膜の潰瘍・壊死

顎骨を覆っている軟組織に、血管収縮薬を添加している局所麻酔薬を強圧で注入すると、血行が遮断されて虚血状態となります。その結果、潰瘍を形成したり、組織が壊死状態に陥ることがあります。

③　口唇・舌・頬粘膜の傷害

小児は局所麻酔で口唇・舌・頬粘膜が麻痺していると、その違和感や不快感で故意に咬んで組織に損傷を与えてしまうことが稀ではありません。局所麻酔を用いて治療した後は少なくとも食事は30分以上あけてもらい、保護者には咬まないよう注意してもらいます。損傷は思いのほか大きいので、よく説明しないと保護者に怒鳴り込まれてしまいます。

④　ドライソケット

通常抜歯をすると抜歯窩には血餅ができます。しかし、血管収縮薬添加の局所麻酔薬を多量に使用した場合は局所が貧血状態となり、血餅が形成されず、骨が露出することをドライソケットといいます。激しい痛みが続きます。

いずれの対処法も成書に譲りますが、神経麻痺や痛みなど、不快な症状を伴うので、患者は不快感と不信感を抱きます。不可抗力の場合もありますが、局所の清潔に心がけ、適切な量を使用し、注射はできる限り愛護的に行います。合併症を起こしても、たいていは治癒するので、よく説明をして落ち着いて誠実に対処します。ただし、神経障害は紛争に発展することもあり、注射をする前に十分説明しておくことが必要です。

㈢　全身的偶発症

歯科診療は身体的にも精神的にも患者にとって非常にストレスになります。そして、患者には多彩な症状を伴う全身的な異常がおきます。この異常を全身的偶発症と呼んでいます。軽症の場合がほとんどですが、重篤あるいは死亡に至るケースがないわけではありません。歯科医師は、全身的偶発症の予防に努め、もし生じた場合は救急処置を行わなければなりません。

局所麻酔注射時におきる場合が多いので局所麻酔の全身的合併症としてもよいのですが、局所麻酔をするほどではないちょっとした痛みや、痛みは伴わないけれど不快な処置に付随しておきる場合があります。また、歯科診療を受けると考えただけで緊張して、待合室で待っている時に異変がおきることもあるので、それらをまとめて全身的偶発症として扱うことにしました。以前に全身的偶発症をおこしたことのある患者や、全身疾患を有する患者は特に注意が必要です。

① 血管迷走神経反射

歯科診療で最も頻度の高い全身的偶発症といえます。

歯科診療を受ける前に、患者は痛みに対する恐れや不安で緊張しています。さらに治療によって、痛み、緊張、不安が増すと引き金となって、迷走神経緊張により循環抑制がおきます。特に、疲れている、二日酔い、循環器疾患を有する等、生体に予備力がない時におきやすく、局所麻酔を用いる時が最もおきやすいといわれています。主な症状は血圧低下ですが、通常は一過性です。昇圧薬を投与しなくても、体を水平にすれば血圧は間もなく回復します。しかし、ショックへ移行し、心停止をおこすこともあり、十分に注意が必要です。

② 過換気症候群

歯科診療に対する精神的・身体的ストレスにより、発作的に過換気になり、呼吸系、循環系、神経系、消化器系などに症状が出る症候群です。呼吸数、1回換気量が増大し過呼吸を引きおこし、動脈血中の二酸化炭素分圧が低くなります。二酸化炭素分圧の低下は脳動脈を収縮させ、目まいが生じます。手足のしびれ感、動悸、胸痛を訴え、頻脈、発汗がみられます。過呼吸による空気の胃への飲み込みは、胃の膨満をきたし、腹痛や悪心を訴えます。多彩な症状が出るので、慌ててしまいます。過呼吸がみられたら口元に袋をかぶせ、深呼吸させます。精神安定薬を静脈内投与することもあります。

③ 小児の死亡原因

小児は成人のような全身的偶発症をおこすことはほとんどありません。しかし、泣きわめいている患児には注意が必要です。喘息の発作や窒息をおこすからです。

小児の歯科診療の際の死亡原因の多くは、成人とは違って窒息です。

抜歯した歯が口腔内に落ち、泣いていると吸気の時に気管に吸い込んでしまう、嘔吐物を気管に吸い込む（これも泣いている時に多い）、印象材が気管に流れ込む、泣いて暴れるので胸郭を押えすぎてしまうなどです。

二　全身管理法

歯科診療時に全身的偶発症をおこしたことのある患者には、特別な配慮をする必要があります。全身的偶発症を予防するためにもストレスの緩和は必要です。また、最近は長時間のインプラント手術を快適に受けてもらえるよう、安全で質の高い医療を目指して全身管理を行う機会が増えました。全身管理法には精神安定薬や笑気などを少量あるいは低濃度用いた鎮静法と、異変を早期に発見するための監視下麻酔管理があります。

全身麻酔を行うのと同様の装置や機器、器具をそろえる必要はありませんが、緊急事態のための気道確保の機器（フェイスマスク、アンビューバッグなど）は常備すべきです。

㈠　鎮静法

鎮静法は、歯科診療に対する恐怖や不安による緊張を緩和し、快適で安全な治療をするための患者管理方法です。今では内視鏡検査や食道エコーなど医科領域の検査に静脈内鎮静法を用いるのは当たり前のようになっていますが、医科に先がけて歯科ではすでに、治療の際によく用いられていました。鎮静法も歯科から発達した管理法であると思います。

「全身麻酔では大げさすぎるから鎮静法にする」「全身麻酔をかけることができないので鎮静法でなんとかする」といった全身麻酔と対比するものではありません。鎮静法を適用すると患者は快適です。しかし、過量に投与すると、呼吸抑制や意識レベルの低下がおきる可能性があり、気道の確保が困難になります。もともと気道の確保の困難な症例は、鎮静法を用いると安全を保障できないのです。歯科診療は、治療の場所と気道が同一部位にあるので、切削器具からの注水は呼吸のさまたげやむせの原因となります。意識や上気道の反射がない時は、誤嚥する可能性もあります。したがって、鎮静法はあくまで意識や上気道の反射を保った状態でなければなりません。

ちょうど良い鎮静度を至適鎮静度といいますが、患者が爽快である、指示に従って協力的である、気道が何の助けも借りずに確保できている、生体のすべての防御反射が保たれている、生命徴候の変動が少ないなどが必須の条件です。痛みを伴う治療には局所麻酔を用いなければなりません。

① 吸入鎮静法

◆ 歴史と概念

吸入麻酔薬を低濃度吸入させて、精神的・身体的ストレスを軽減させる方法で、吸入麻酔薬は通常「笑気」を用います。麻酔の歴史からもおわかりのように、笑気は初め「麻酔」の目的で用いていました。意識がなく痛みも感じていない「鎮痛」あるいは「無痛」状態が生じていると信じて疑わなかったのです。実際、笑気は鎮痛効果はあるのですが、濃度を上げても無痛状態にはなりません。

そこで、一九三〇年代には高濃度でしたが、「鎮静」に用いるようになりました。一九七〇年代には、低濃度で意識を保ち協力性を失わず、しかも良好な鎮静状態が得られることがわかって、「精神鎮静法（psychosedation）」と名づけて、広まっていきました。

◆導入・維持・覚醒の実際

a. 患者には治療に支障がない楽な姿勢で診療台に座る、あるいは横たわってもらいます。コンタクトレンズ、眼鏡、ネクタイは取っておいた方がよいでしょう。

b. 鼻マスクを装着します。漏れがある場合はガーゼやスポンジで隙間を塞ぎ、バンドで固定します。小児には自分で装着させると以後の協力が得られやすくなるかもしれません。ガスを供給するチューブが屈曲していないか確かめます。

c. 酸素を流して漏れがないか確かめ、鼻呼吸の練習をさせます。しかしあまり深い呼吸はさせない方がいいでしょう。

d. 笑気濃度を少しずつ時間をかけて上昇させます。常に鼻呼吸するように話しかけます。この時もあまり深く速い呼吸を強要しないようにします。過換気症候群になる可能性があるからです。笑気濃度は30%くらいでとどめます。それよりも低濃度で患者の気分が良好であれば、無理に30%まで上げなくても十分に効果が得られます。

e．導入がうまくいけば維持は楽に行えます。落ち着いた呼吸が得られたら、治療を始めます。痛みを伴う治療には必ず局所麻酔をします。この際、痛みを連想させる言葉は禁句です。患者が痛みを訴えた時は、笑気濃度を上げるのではなく、局所麻酔の追加を考えます。不穏な動きをした時は笑気濃度を下げるか、笑気の投与を中止します。

f．治療が終了したら、麻酔ガスを切って空気を吸入させます。必ずしも１００%の酸素を吸入させる必要はありません。笑気吸入鎮静法は暗示療法でもあるので、「終わりましたから、すっと覚めますよ」「頭がすっきりとして覚めますよ」といった暗示を与えると、爽やかな気分で覚醒します。そのまま診療台で約5分、待合室でも15分くらい静かに休ませると、より一層すっきりします。笑気吸入鎮静法は、ただ笑気ガスを吸入させるのではなく、気分よく治療に協力的になるように誘導することが大事です。したがって、笑気吸入鎮静法を上手に生かして治療を円滑にできれば、この方法を使用しなくても患者に精神的ストレスを与えずに治療ができるのです。

◆ 問題点

絶対的な禁忌はありませんが、幼児や意思の疎通を欠く人、鼻閉の人には適応できません。至適鎮静度に達する笑気濃度には個人差があります。気分が変わらないといわれても、30％以上の濃度は投与しないようにします。

一番の問題点は室内汚染です。治療者や介助者が呼吸する付近が一番濃度の高い領域です。余剰ガス排泄装置のついている鼻マスクがありますが、鼻マスクが重くなり、装置の設置にお金がかかるので、広まっていないのが現実です。したがって、室内の換気をよくすることが必要です。

② 静脈内鎮静法

◆ 歴史と概念

①の吸入鎮静法には、吸入器が必要です。また、笑気に対する感受性に個人差があります。そこで、効果が確実で投与が簡便な静脈内鎮静法が登場しました。これは静脈内に全身麻酔に使用する静脈麻酔薬を少量投与して、精神的・身体的ストレスの緩和を図るものです。

使用する薬剤は、バルビツレイト、ベンゾジアゼピン、プロポフォールのどれかを基本にしています。場合によっては鎮痛薬を併用しますが、局所の除痛はあくまでも局所麻酔で行います。ベンゾジアゼピン系の薬剤は健忘効果が期待できます。歯科診療中の全身的偶発症は、局所麻酔を投与する時に一番多く発症します。局所麻酔注射の不快な経験を忘れることができるので、次回から治療が楽になります。ただし、局所麻酔をきっちり効かせないと、注射時の記憶がないので、治療中痛みが出て、「麻酔をしてくれなかった」と患者から文句が出ます。

鎮静法は、日本語では精神鎮静法、意識下鎮静法といわれています。英語では、psycho-sedation, conscious sedation ですが、twilight anesthesia, twilight sedation ともいわれているようです。

コーヒーブレイク

高校時代の英語の教師は、「英語の中で一番美しい言葉は twilight である」とよくいっていました。Twilight は日本語では「東雲《しののめ》」です。また、twilight は「日の出前」あるいは「黄昏《たそがれ》」「薄明かり」などとも訳されます。「東雲」は、闇から光へと移行する夜明け前の茜色に染まる空のことです。鎮静法には、「気分が落ち着いて気持ちがいい」という他に、「希望に満ちた状態」と思うと、「光がみえてくる明るい未来」が待っている気がして良いですね。

ベンゾジアゼピン系の薬剤は健忘効果があるので、局所麻酔注射など不快なことは覚えていませんが、気分が落ち着いていることも忘れてしまいます。その点、バルビツレイトは大変気分がよく、twilightや東雲の中に身を置いているような気分が味わえます。日頃いやだと思っている歯科診療もとても気持ちよく受けることができます。

◆実施法

a. 吸入鎮静法と同様、患者を楽な姿勢で診療台に水平に横たわらせます。静脈路を確保して点滴につなぎ、反対側に血圧計を巻きます。静脈内鎮静法は治療前に薬剤を投与し、基本的には治療中の追加投与は行わないのですが、点滴につないでいると複数の薬剤を投与する時に便利で、どうしても必要な時や緊急の時にも役立ちます。また、プロポフォールを用いた鎮静法では、シリンジポンを用いて持続投与するので、点滴は必要です。パルスオキシメーターは点滴をした側の指に装着します。

b. 薬剤の半減期、特徴を鑑みて治療時間、治療内容によって薬剤を選択し、最大投与量の目安を決めます。

c．痛みを伴う治療には局所麻酔を用います。治療途中で痛みを訴えた時は、鎮痛薬などを静脈内投与するのではなく、まず局所麻酔を追加して痛みをとるようにします。

d．帰宅の条件としてまず、バイタルサインが正常で安定していることがあげられます。術後の出血がない、嘔気・嘔吐がないなども必須条件です。認知症患者や心身障害者では、見当識傷害やふらつきの有無が判定しにくいこともあるので、術前と比較して回復の度合いを評価しなければなりません。こうした患者には責任ある成人の付き添いが必要です。

◆問題点

深い鎮静状態に陥ると、呼吸が抑制されたり、止まることがあるので、人工換気ができる器具を常備しなければなりません。

㈡ 監視下麻酔管理

広い意味では、鎮静法を用いる管理法も相当しますが、狭い意味では、鎮静法を用いずにモニタリングだけを行って患者の管理をする方法です。現在、パルスオキシメーター、血圧、心電図を一緒に測定できる機器があります。

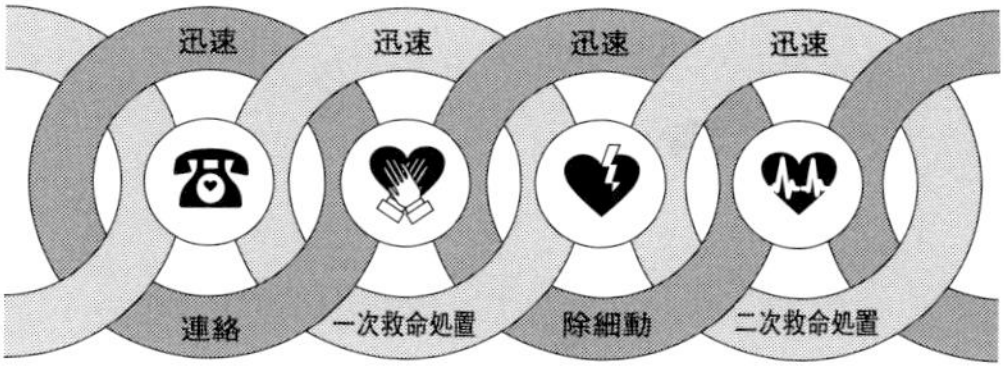

図 29　救命の連鎖

三　心肺蘇生法

歯科診療中に気分の悪くなる患者のすべてが、生命の危機に陥っているわけではありません。心肺蘇生が必要な場合はむしろ非常に稀といえます。しかし、歯科診療中に心肺停止となった症例は報告されています。救急専門医に引き継ぐまで、心肺蘇生を適切に行うことは歯科医師に求められている義務です。

心肺蘇生は「救命の連鎖」と呼ばれる4つの要素が重要です。早期認識と通報（連絡）、一次救命処置、除細動、二次救命処置の4つです（**図29**）。さらに二〇一〇年には、突然死の可能性のある傷病を未然に防ぐ、心停止の予防が最初になりました。小児では窒息、成人では心疾患や高血圧などを医療機関で治療することが大事です。

心肺蘇生の歴史は、呼吸していない人に息を吹き込んで生き返ってほしいと願うことから始まり、次いで止まっている心臓をなんとか動かしたい一心で心マッサージを行い、脳を蘇生させるためあらゆる治療を行ってきました。現在の救命の目的は、すべてを回復して社会復帰を目指すことです。以前は一次救命処置には機械、器具を使うことが入っていなかったのですが、電気ショックで心臓が動く可能性があり、心臓が動くと動かないでは救命に大きな差が出るため、自動体外式除細動器（ＡＥＤ：automated external defibrillator）が積極的に活用されています。

では、駅、空港、公共機関のあちこちに目立つように設置してあるＡＥＤとはどのようなものでしょうか？　救急救命の資格を持った人にしか扱えないのでしょうか？　いくつかの注意点はありますが、操作は非常に簡単で、スイッチを入れると音声で指示が流れ、指示に従って一般の人でも扱うことができます。

意識がなく、脈の触知や血圧の測定が不能な場合、心臓が有効な循環を保てない心停止状態となっています。心停止には、電気ショックの適応となる「心室細動」と呼ばれる心臓が細かく震えている状態と、適応とならない「心静止」状態があります。適応となるかならないかは、心臓の状態をＡＥＤが判断して教えてくれます。ＡＥＤを持ってきたら、まず電源を入れます。蓋を開けると自動的に電源が入るものもあります。その後は、音声や画像で指示を出してくれるので、指示に従って行動します。

(一)　早期認識と通報（連絡）

異変に早く気がつくことが肝要です。異変に気がついたら、原因を突き止めようと、いたずらに時間をかけてはなりません。直ちに通報して、救命のための処置に取りかかります。「自分の診療室に救急車が来ると、あの歯科医師は危ないことをしたのではないかと患者が来なくなるのを恐れて、救急車を呼ぶのを躊躇してしまう。どんなタイミングで救急車を呼べば良いのか」という質問をよく聞きます。命の危険があるかもしれないのに、自分の体面ばかりを気にして救急車を呼ばない歯科医師にはかかりたくないと思う患者だけを相手にしていればいいでしょう。

(二)　一次救命処置（Basic Life Support：図30）

心肺蘇生で重要なのは心停止を防ぐことです。そのためには患者の異変を早く発見して、治療に着手することが鍵を握っています。忘れてはいけないのは救命処置をする人の安全確保です。また、一人で処置をするとかなり疲労するので、協力者が必要です。歯科診療室ではコ・デンタルとともに定期的に研修を受けたり練習をして、いざという時に備えておくといいでしょう。

歯科診療中に患者が急変した時は、ＢＬＳの手順に沿って対応します。患者の意識がない

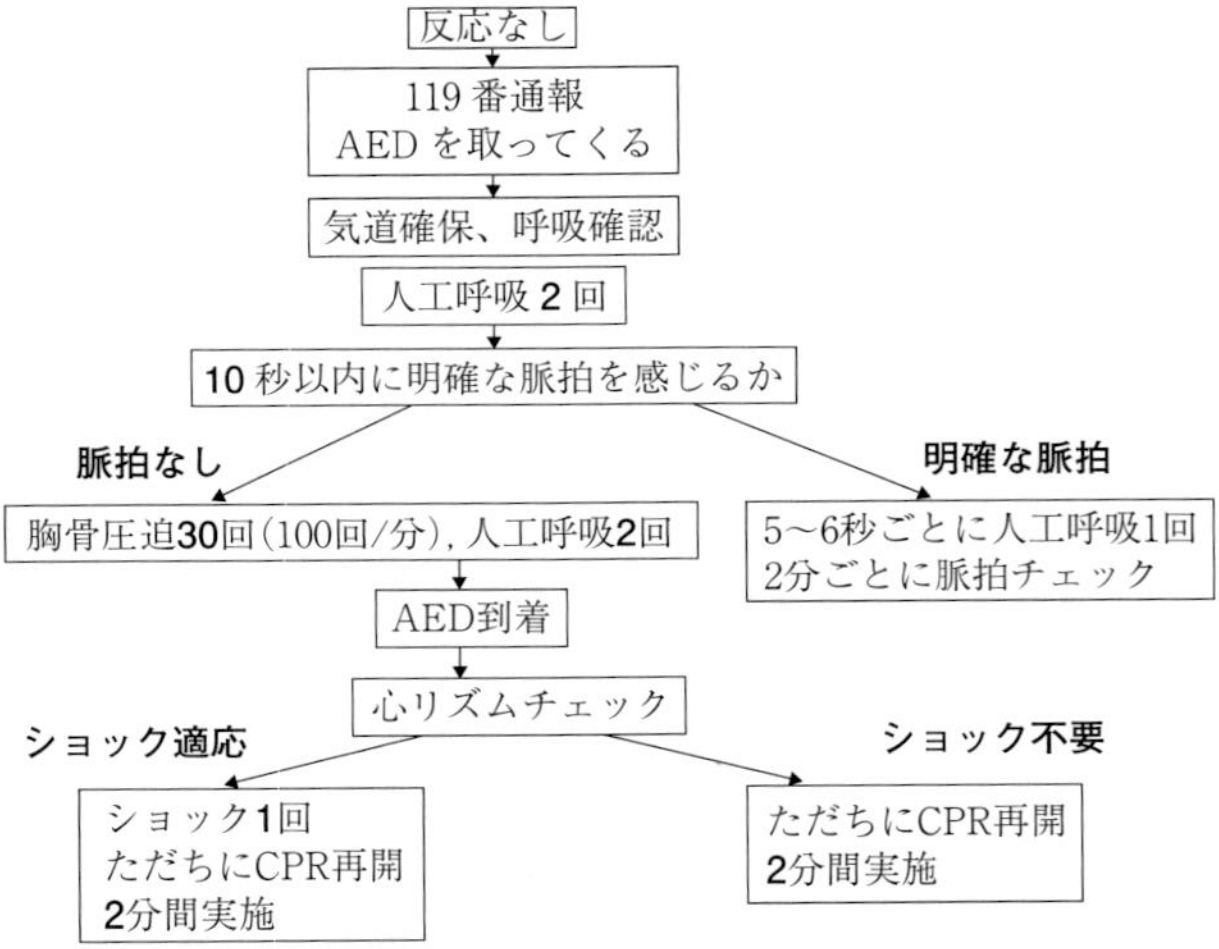

図30 成人のBLSのアルゴリズム

時は軽く肩をたたき、名前を呼んで「大丈夫ですか？」と呼びかけます。反応がない場合は１１９番に通報し、近くにＡＥＤがある場合は一次救命処置を始めると同時に持ってくるようにいいます。次いで、胸の動きや、呼吸する音、頬を近づけて呼吸の風を「見て、聞いて、感じて」、呼吸の有無を確認します。しかし、10秒以上の時間をかけてはいけません。歯科麻酔科医は呼吸の確認と同時に頸動脈の触知を行って、心停止の判断を下すことができますが、呼吸がなければ脈の触知は行わず、ただちに胸骨圧迫を開始します。フェイスマスクやバッグなど人工呼吸に必要な器具があるか、感染防御のフェイスシールドがある場合は人工呼吸をします。以前は心肺蘇生の手順はＡ（Air way）、Ｂ（Breathing）、Ｃ（Circulation）とされ、呼気を吹き込んで酸素化した血液を循環させることに主眼をおいていました。すなわち、気道の確保、続いて呼気吹き込みをし、道具を使わない口対口の人工呼吸が推奨されていました。口対口の人工呼吸は、吹き込む呼気に酸素が14～16％含まれ、とりあえずは有効ですが、一般的には心理的な抵抗があります。また、不自然な体勢で行うので疲労しやすく、薬物中毒や細菌感染の可能性を考えると実施する人の安全が脅かされます。感染防御器具がない時は、人工呼吸を省略して、胸骨圧迫を30回直ちに行います。ＡＥＤが到着したら電源を入れ、指示に従ってパッドを貼り、操作を行います。これらの手順はＡＨＡ（American Heart Association）が作成したガイドラインに沿った、世界共通のものです。また、蘇生したデータをもとに5年毎に見直されます。二〇一五年には胸骨圧迫が1分間に１００回以上となりました。

四　ペインクリニック

(一)　痛みの成り立ち

歯の痛み、歯を治療する痛みを何とかしようと麻酔が発達してきたので、痛みの成り立ちを考えることにしましょう。

痛みを伝達する神経細胞には、Ａδ線維とＣ線維があります。Ａδ線維は有髄線維でＣ線維に比べ太く、伝導速度も速い。Ｃ線維は無髄線維で細く伝導速度も遅い。伝導速度が遅いと中枢に情報が伝わる間に、様々な感情で修飾されやすいといえます。

皮膚を針でつつくと、まず鋭い痛みが針で刺激した場所にはっきりと起きます。これを一次痛（first pain）といいます。一次痛に引き続き、０・５〜１・０秒遅れて、場所がはっきりしない鈍い灼熱様の痛みが出現し、ゆっくり消失していきます。この痛みを二次痛（second pain）といいます。一次痛はＡδ線維、二次痛はＣ線維によって伝達されると考えられています。歯髄神経はＣ線維は少なく、Ａδ線維が85％を占めています。一方、皮膚神経はＣ線維がＡδ線維の４〜５倍あります。内臓神経はほとんどがＣ線維のため、内臓痛は感情的・情動的不快感を伴いやすく、刺激の場所・持続時間、痛みの大きさなどを弁別しにくいので、とかく痛みは不明確です。また、１つの神経細胞が同量の情報を伝えると仮定すると、Ａδ線維の方がＣ線維より太い分だけ多量の痛覚情報を伝えます。歯痛が内臓痛や皮膚痛より激しいのは、このためと考えられます。そのうえ、歯痛が内臓痛のように感情的・情動的な反応を伴わないのも、Ａδ線維が速く大脳皮質に到達するからと考えると納得できます。皮膚に触刺激、温度（熱・冷）刺激、電気刺激を与えても必ずしも痛みを感じるわけではありませんが、歯髄はすべての刺激が痛みになります。しかし、ペインクリニックではこれらの急性痛を扱うわけではありません。

(二)　ペインクリニックで扱う痛み

国際疼痛学会は、「痛みとは何らかの組織損傷が起こった時、あるいは起こりそうになる時、あるいはそのような損傷の際に表現されるような、不快な感覚体験および情動体験」と定義しています。痛みはあくまでも主観的な症状で、心理的で精神的な要素が加わって修飾され、複雑な様相を呈するのです。

痛みは、外からの刺激や組織が傷害された時、あるいは組織に病気や異常があると生じますが、刺激がなくなり、傷や病気が治るとたいていは消失します。しかし、創傷が治癒しても痛みが持続する場合があります。痛みは生体にとって重要な侵害警告のひとつで、原因療法を抜きにして痛みだけを除去することは厳に慎まなければなりません。しかし、原因不明の疼痛、原因が分かっていても根本的な治療が困難な痛み、他に治療を施す術のない頑固な痛みなどは対症療法で痛みをコントロールすることが求められます。ペインクリニックではこれらの慢性痛を扱います。場合によっては痛みが完全に消失しないので、ペインコントロールといういい方をします。

ところで、男性と女性ではどちらが痛みに対して強いのでしょうか？　どちらが痛みに耐えられるのでしょうか？　たいていの人は、女性は出産を体験するので、痛みに耐えられると答えます。本当に痛みの男女差はあるのでしょうか？　長く痛みを抱える患者の意識調査の結果をみると、男女ともに初めは「塗り薬・貼り薬」に頼りますが、男性は「我慢は美徳」とばかりに我慢する人が多く、女性は「共感してもらいたい」と相談をする人が多くみられました。いずれにしても、我慢し、相談し、情報を集めたりしているうちに、痛みの慢性化や治療の難渋がますます進みます。急性痛のうちに何らかの手当をすることが得策ですが、まさか後に痛みが出現するとは思わないので、その場しのぎでやり過ごす場合が多いのが現実です。痛みの研究は定量が難しく、痛みの実態が「不快な感覚と情動体験」であるため実体もつかみにくく、個人差もあり困難ですが、徐々に解明されていくことでしょう。

㈢　顎・顔面領域の痛みと治療

顎・顔面領域は、様々な役割をもった臓器が詰まっています。臓器を司る支配神経も様々で、知覚神経、運動神経、感覚神経、分泌神経などが複雑に絡み合っています。したがって、痛みの原因が1つとは限らないので、原因がわかっていても治療が困難なことが多いのが特徴です。

治療は、患者の痛みを認めることから始めます。痛みのある箇所に発赤や腫脹がないと「何でいつも痛い、痛いというのか？」「本当に痛いのか？」と家族にいわれ、痛みを信じてもらえないことが一番つらいと患者は訴えます。したがって、まかり間違っても「本当に痛いの？」とか「痛いはずがない」などといってはいけません。

まずは、歯科口腔外科疾患との鑑別診断が重要です。

次に、最も治療に難渋する三叉神経痛を紹介します。

三叉神経痛は激痛で患者の苦しみは想像以上なので、対症療法がきわめて重要です。対症療法の代表は薬物療法です。カルバマゼピンというてんかんの治療に使用する抗痙攣薬《こうけいれんやく》が特効薬ですが、患者に適切に服用させるのはとても難しいのです。まず、てんかんでもないのになぜ飲まなければならないのかと、納得しない患者が少なくありません。また、痛い時に服用する鎮痛剤とは違って、痛みを抑えるための血中濃度を得るには少量から始めて、定期的に持続して服用しなければなりません。多量に服用すると、めまいや眠気が出ます。これは次第に慣れていくのですが、適量に落ち着くまでに時間がかかります。しかし、薬を長期間飲むことに罪悪感を持つ人が多く、痛くないと勝手に服用を止め、そのくせ症状が現れるとすぐに服用し、効果が得られないと間を置かずに次々飲んでしまいます。服用の仕方をいくら説明しても、痛みがなくなるとすぐ服用を止めて、痛くなるとあわてて立て続けに飲む人が多く、副作用のめまい、ふらつきが強く出て救急車で搬送された例もあります。しかし、勝手に服用を止めて、痛みが出てきたからあわてるのは患者の責任と突き放すことができない程、三叉神経痛の痛みは激烈です。

三叉神経痛の外科的療法として代表的なのは、神経血管減圧術です。三叉神経根を動脈が圧迫し刺激していることが痛みの原因といわれているので、耳介後方の後頭部に皮膚切開を加えて開頭し、圧迫している動脈を分離し、間にスポンジなどを入れて拍動の刺激が伝わらないようにします。しかし、全身麻酔下の開頭手術となり、二の足を踏む人が多いです。

三叉神経痛の治療は本当に難しく、尋常でない痛みは我慢すればそのうち遠のくことは絶対にありません。カルバマゼピンを上限量まで長期に服用して、血液検査の結果をいつも気にしている男性患者は、「風呂に入ると痛みが和らぐ。はちまきをすると幾分いい。日本酒を熱燗で飲むと気がまぎれる」といい、「はちまきをして、風呂で熱燗を飲んでいます」といっていました。気の毒で何もいえませんでした……。カルバマゼピンにアレルギーのある患者もいます。また、「痛みくらいで手術をするなんて会社にいえない……」という男性患者もいました。

㈣　東洋医学（基礎概念）

西洋医学とは異なる病理観を有する東洋医学を知ることは重要です。遠く漢の時代に、中国では対立する二者を「陰《おん》・陽《よう》」と定めて、理論は医学にまで及びました。「陰陽思想」は自然の根源である太極から陰陽の二気が生ずるとしています。陰陽を別の次元でみると「気血」になります。

「気」は、不可視のエネルギーを意味します。「気」には、大宇宙の「気」と小宇宙の「気」があります。大宇宙の「気」は天気、気流、電気、空気の「気」で、小宇宙の「気」は、生気、元気、気分、根気、勇気などの「気」です。小宇宙の「気」が病んだ時が病気です。鍼灸の治療は、「気」の過不足を調整することです。

「血」は可視で、生体の液体成分を指します。さらに、血液を「血」とすると、他の体液成分を「水」としました。

陰陽の量を決める指標には「虚実」があります。「実」とは体力が満ちていて、「虚」は生気が欠けている、すなわち元気がなく、病邪に対する抵抗力が衰えたことを意味します。「虚するものはこれを実せしめ（補）、満つるものはこれを排す（瀉）」とあります（難経69難：

鍼灸の臨床が述べられている古典の本)。すなわち、虚症に対しては不足な状態を補足し、実症に対しては過剰な部分を取り去るというのが治療の原則です。

また、気血は経絡という経路に沿って、体内を循行します。経絡は実在するのでしょうか?経絡はある時は神経系を主体に、またある時は血管系を主体に説明されてきました。解剖学的に神経と血管は密接不離な間柄なので混同しているのではないか、古代の中国人が人体の解剖学を知らなかったのではないかなどといわれ、不問にふされようとしていました。しかし、実際に鍼灸を行ってみると、刺激の対象が経絡であることがよくわかります。したがって、経絡は神経系・血管系をも包括した、内臓―皮膚―全身に行きわたる連絡路として存在していると考えられます。どの経絡にどのような病気があるかは、東洋医学独特の診察および方法によって診断します。

東洋医学を真に勉強しこれを医学に生かすには、少なくとも、黄帝内経、難経、傷寒論などの基本となる文献を読みこなさなければなりません。それなのになぜ、ここで東洋医学を登場させたかというと、痛みの治療に西洋医学だけでなく東洋医学の考え方や鍼灸の治療を取り入れると、効果が出ることが少なくないからです。慢性痛の患者の中には、ありとあらゆる情報を仕入れ、ドクターショッピングをする人がよくみられます。このような患者には東洋医学に対して、聞く耳を持たない人もいます。しかし、患者の話をよく聞いて、コミュニケーションをとるため根気よく話して聞かせると、意外な効果が出ることがあります。具体的な診察法、診断法については成書に譲ります。

㈤　心身歯学

顎・顔面の痛みの治療には他科との連携は欠かせません。まずは歯科医師として行うべき診断をもとに、歯科疾患があれば治療します。これをきちっと治せなければ患者の信頼はまず得られません。しかし、歯科治療をして異常が認められないのに、痛みや違和感を訴える患者がいます。このような患者には、心身医学的療法を応用すると有効な場合が多くみられます。心身医学的療法は心理療法と薬物療法が基本で、歯科の痛みを訴える患者に応用することを「心身歯学」と呼びます。心身歯学を行うにあたっては、多くの他科の医師と連携が必要となります。その点、歯科麻酔を習得した歯科医師は、日頃から他科の医師と意思の疎通が円滑に行われ、心身歯学を行うには最適といえます。

他科との連携では精神科があげられます。慢性の痛みを訴える患者は「うつ」の傾向がありります。「うつ」の傾向は「うつ病」ではありませんが、「うつ病」は男性では10人に2人、女性では10人に3人が発症するといわれ、誰でも発症する可能性がある病気です。「心の風邪」

とも呼ばれ、精神科に来る患者の4~5割は「うつ」の問題を抱えているといわれています。しかし、うつ状態の患者の7割は、最初に精神科ではなく、内科、整形外科、婦人科を受診することからも、多くの人は精神科を受診するのには抵抗があります。歯科口腔外科領域の痛みがある患者に明らかに精神科的疾患があり、精神科を紹介しようとしても受診を拒否するケースがほとんどです。仮に精神科を受診しても、患者は歯科領域の痛みを強調し、歯科のことを知らない精神科医はお手上げで歯科受診を勧めるのが関の山です。そこで、歯科診療室で精神科医と歯科医師が共同で患者を診察し治療を行う、いわゆるリエゾン治療を展開する医療機関が出てきました。リエゾンとは連絡、連携、橋渡しという意味で、リエゾン治療とは様々な専門家が生物学的・精神医学的・社会学的観点から連携をしチームを組んで行う医療形態で、痛みの治療には欠かせなくなっています。

しかし、患者の持つ痛みはリエゾン治療で直ちに消失しない場合も多々あります。患者自身の努力も必要で、医療従事者側の根気強い対応が何よりも必要です。

第四章　これからの歯科麻酔

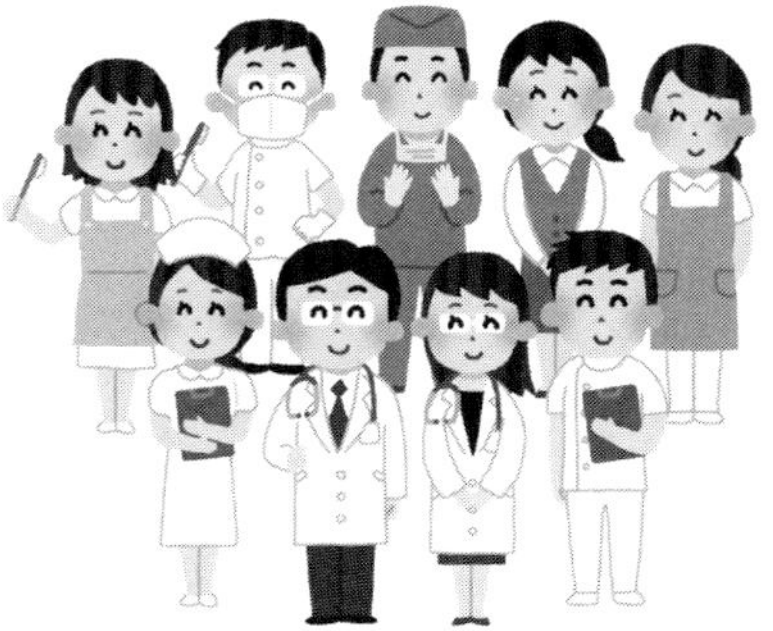

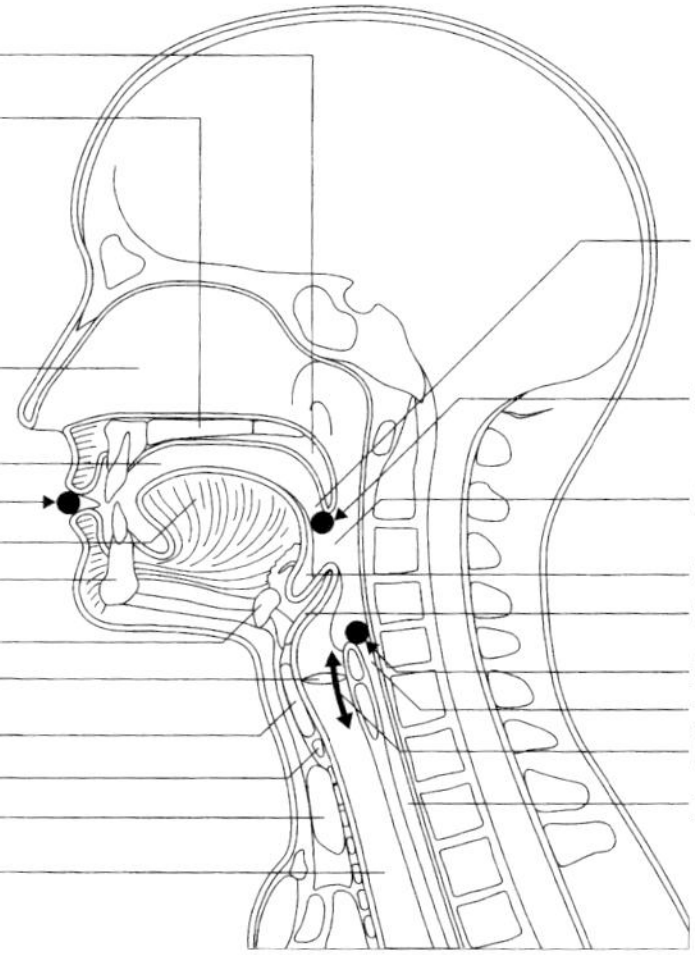

図31　鼻腔、口腔、咽頭および喉頭の矢状断[8)]

一　摂食嚥下

(一)　嚥下のメカニズム

食物を嚥下するには、食物を摂取する行為が必要です。まずは、食物を認知して口にもっていき、口の中に取り込み、食塊を形成し、嚥下の準備をします（**図31**：第1の関門）。次いで、食塊を口峡部まで送り込みます（**図31**：第2の関門）。さらに食塊を食道に送り込みます（**図31**：第3の関門）。食道に送り込まれた食塊は反射的に食道を通過します。第1と第2の関門では、食塊を送り込むのに随意運動という自分の意志で行えますが、第3の関門と食道では自分の意志とは関係なく、食

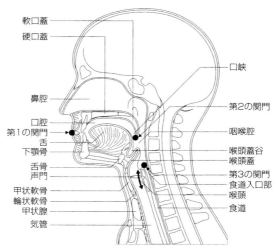

塊は反射的に送り込まれ通過します。次々と食物を摂取すれば、摂食嚥下の一連の動作は重なって進んでいきます。

(二) 嚥下障害の原因

通常、嚥下は食塊を飲み込むことですが、嚥下障害とは、飲み込めないだけではありません。なぜなら、摂食・嚥下は口腔・咽頭・食道を食物が通過する一連の動作で、複雑で微妙な協調運動をするからです。

それでは嚥下障害はなぜ起きるのでしょうか?

嚥下障害を起こす原因は多岐にわたり、疾患、加齢による変化、薬剤の影響などが絡み合い複雑な様相を呈しています。嚥下障害の状態を整理してみると、①食塊の形成や移送ができない②脳からの指令が欠如している③指令があっても組織が動かない④嚥下に関わる組織が欠如しているなどに分けられ、さらにこれらが2つ以上重なっていることもあります。嚥下障害を起こすと最も問題になるのは誤嚥です。

(三) 誤嚥性肺炎

嚥下障害が起こると食物をうまく食道に飲み込めず、気管に入ってしまいます。気管に反射が残っていると、食物を出そうとして激しく咳き込み夜も眠れません。反射がないと静かに肺に流れ込んで、誤嚥性肺炎の原因となります。さしたる嚥下障害がなくても、高齢になると解剖学的に喉頭が下がり、誤嚥しやすくなると同時に気管の反射も鈍くなるので、知らず知らずのうちに肺炎が発症する場合もあります。もちろん体が健康で、栄養状態も良ければ、やすやすと肺炎になることはありませんが、高齢者は肺炎にかかる予備軍であることに変わりはありません。

平成二十六年、厚労省の発表によると、日本人の死因順位別死亡数は1位：悪性新生物、2位：心疾患、3位：肺炎、4位：脳血管疾患となっています。肺炎の死亡者の9割以上が65歳以上の高齢者で占められ、高齢者にとって肺炎は重篤な転帰を招きかねない疾患といえます。高齢者の肺炎の多くは、食べ物や微生物で汚染された唾液や逆流した胃の内容物を気管に飲みこむ、いわゆる誤嚥が原因とされています。300床程度のいわゆる老人病院では、主要な疾患（脳梗塞や脳出血）が1/3以上を占める中、直接の死因は肺炎や感染症が半分を占めるといわれています。人は通常1日に600回ぐらい嚥下をしますが、そのうち覚醒時は350回、食事の時は200回、睡眠中は50回といわれています。食事中でなくても嚥下が起きていることに注目してください。厄介なことに口腔内の細菌を100％排除することはできないので、常に口腔内の衛生状態を良好に保つことが必要です。

現在日本は高齢社会どころか超高齢社会となり、摂食嚥下が大変注目されています。高齢者の口腔内に着目すると、さらに、摂食・嚥下障害と歯科とのかかわりが非常に密接であることがわかりました。食物を取り込み、咀嚼し、嚥下するまでの一連の動作を円滑に行うには、歯科医師が必要不可欠と歯科医師自身が気づいたのです。特に、要介護状態の高齢者の口腔の問題は大変深刻です。今こそ、地域社会全体で協力して取り組むべきです。

表1　摂食・嚥下障害を疑う症状

- 食事時間・食べ方の変化
- 食事内容・好みの変化
- 声の変化
- やせ・体重の変化
- 食欲の低下
- 痰の量の変化
- 咽頭違和感・食物残留感
- むせる
- 咳が出る

㈣　診査・診断法

表1のような症状が現れたら摂食・嚥下障害を疑います。摂食・嚥下障害の確定診断には、ビデオ内視鏡検査（ＶＥ：videoendoscopy）やビデオエックス線検査（ＶＦ：videofluorography）などで行います。ＶＥ、ＶＦの詳細は成書に譲りますが、円滑に行うには操作を研修し、特性を熟知しなければなりません。歯科麻酔の分野では挿管困難症患者の気管挿管に内視鏡を用いることがあり、歯科麻酔科医は操作に慣れています。また、ＶＦはバリウムを加えた形態の違う様々な食材

を嚥下できるか、気管に入るか、喉頭蓋谷に残留するかなど、ビデオエックス線を撮影して見きわめるのですが、緊急の対応もしなければなりません。歯科麻酔科医はこれらの操作や緊急の対処法など全身麻酔の際に修練を積んでいます。また、気管挿管時、喉頭蓋や声門を直視し、食道との解剖学的な位置関係がわかっているので、検査を円滑にできます。

(五)　医療連携

「嚥下障害を認める」と診断されてからが闘いです。

食事は毎日の楽しみであり、生きていく希望です。嚥下障害がある患者に、おいしく、安全な食事を提供するには、医療側の強固な連携が必要です。長崎大学病院での摂食・嚥下リハビリテーションチーム立ち上げの例を提示しますが（図32）、それぞれの部署が協力しなければ成り立ちません。ここでは、嚥下担当医1名、言語聴覚士1名、嚥下担当看護師1名は専任で、その他は兼任です。兼任している医療従事者は本業もかなり忙しいのですが、労をいとわず協力してくれました。いずれにしても大変根気のいる仕事で、病院においてのキーパーソンは各病棟の看護師です。看護師は患者の状態を毎日みています。バイタルサインのチェックはもとより、食事の補助をして嚥下しにくい、むせている状態をつぶさに観察し、この食事で本当に良いのか、疑問を持っていました。嚥下障害のある患者が比較的少ない病

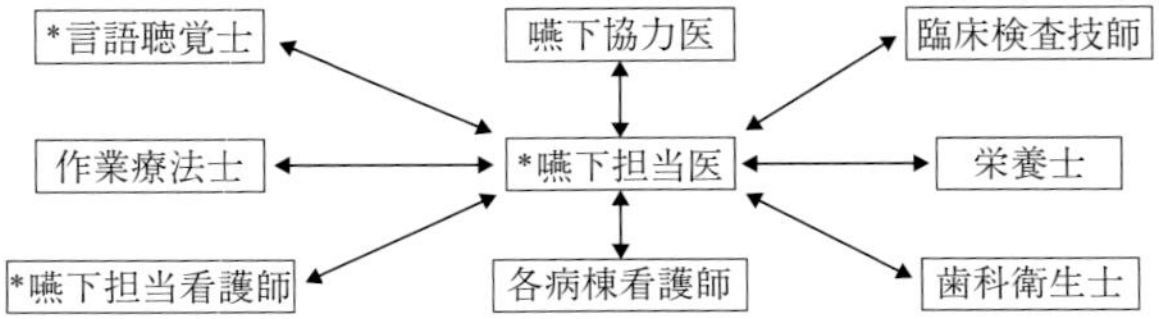

＊ は専任

医師3名, 歯科医師4名
（神経内科・呼吸器内科・耳鼻科・特殊歯科・小児歯科・口腔外科）
看護師18名, 歯科衛生士2名, 栄養士2名
言語聴覚士1名, 作業療法士1名, 臨床検査技師1名, 事務職員1名

図 32 長崎大学病院摂食・嚥下リハビリテーションチーム

棟もありますが、今ではすべての病棟から患者が紹介されています。

長崎大学病院で摂食・嚥下を取り組むきっかけとなったのは、医学部附属病院と歯学部附属病院の統合でした。歯科系部門は、入院患者数、外来患者数、手術件数、収入、医療従事者数など、どれをとっても医科とは比べるほどもない小さな規模です。だからといって吸収されてしまうのではなく、歯科系部門の得意分野を入院患者に役立てられないかと考えた末に浮かんだのが摂食・嚥下でした。当時、歯科麻酔の大学院を卒業して、特殊歯科治療部に所属していた歯科医師を藤田保健衛生大学医学部リハビリテーション講座に研修に出しました。また、看護師の協力は不可欠でした。幸い、口腔外科病棟の看護師は以前から入院患者の口腔ケアに積極的に携わっていました。以前口腔外科にいて医科系の病棟に移動になった看護師、嚥下障害に苦しむ患者がいる病棟の看護師などが加わって、研修から帰った歯科医師を中心に盛んに勉強会が始まりました。やがて、他の医療従事者にも広がりました。

二　口腔ケア

もともと口腔内には100億個ともいわれる細菌が住んでいます。ましてや、劣悪な口腔衛生状態となると事態は深刻です。これらの細菌は、肺だけでなく心臓にまで影響を及ぼしかねません。口腔内の傷や炎症のある歯肉から、細菌は容易に血液の中に入り込み、血流に乗って心臓に運ばれます。心臓の弁に異常があったり、右心房と左心房を隔てる壁に穴が開いていると細菌性心内膜炎を起こします。高齢者や全身疾患がある患者は抵抗力が落ち、血液中で菌が繁殖して敗血症になり、生命の危険にさらされます。抜歯や歯石除去など、出血を伴う処置の時は細菌性心内膜炎の予防のため、あらかじめ抗菌薬を投与します。

心臓手術だけでなく、肝臓や腎臓などの臓器移植、抗がん剤による化学療法などの前に必ず口腔内の清掃をする「周術期口腔ケア」を行っている施設が多くみられます。むし歯はもちろんのこと感染源となるような歯科疾患は治療しておくことが重要です。

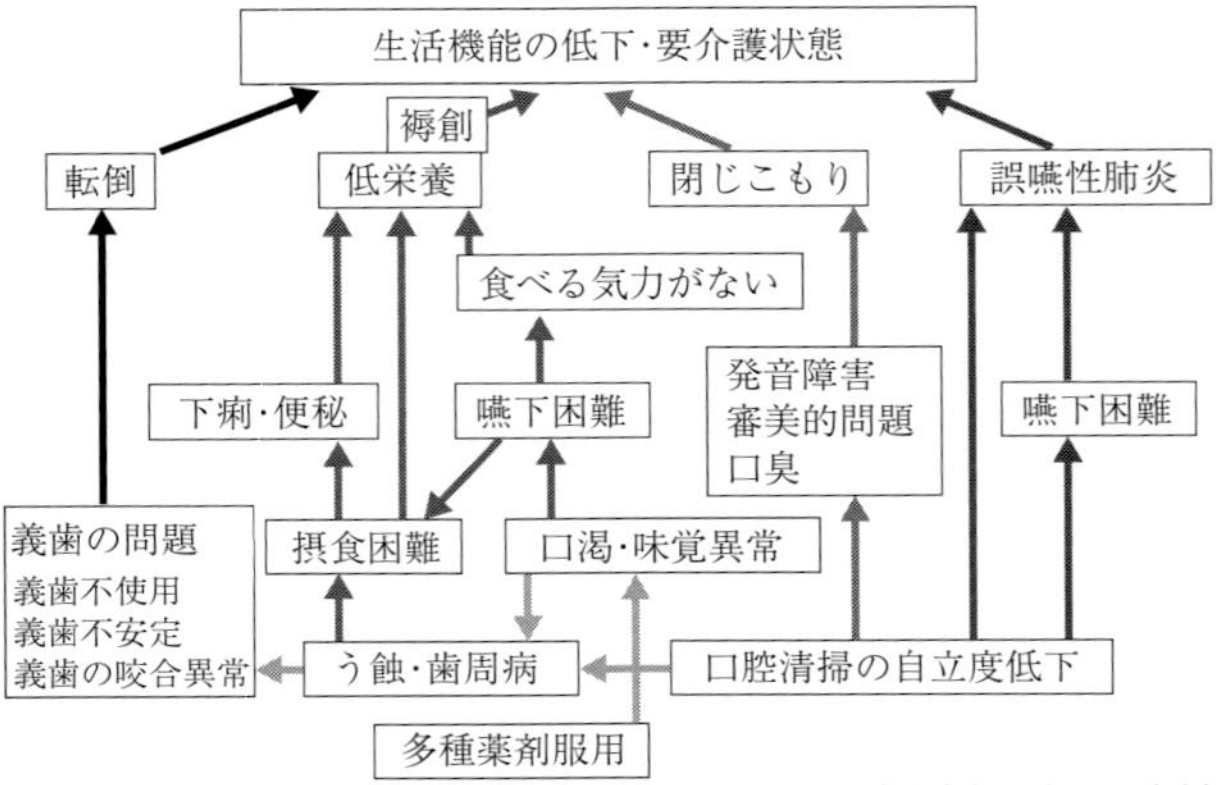

(平成14年3月全国国民健康保険診療施設協議会報告書より改変)

図 33　要介護状態に関連する口腔問題の模式図

昔から口は食べるだけでなく、社会生活を営むうえで重要な役割を担っていることは認識されていました。超高齢社会を迎えた現在、要介護状態の高齢者が自分で歯科医療機関に通院できる人と同様、人間の尊厳を失わずに生活するには歯科医師に課せられた責任は大きいと思います。日本歯科医師会は、要介護状態の患者の歯科医療における問題点を踏まえて(**図33**)、都道府県・郡市区の歯科医師会とともに在宅での歯科医療の構築を図ってきました。国も、二〇一四年四月の医療制度改革の中で在宅医療の推進と、医療と介護の連携を強く推進しています。

訪問歯科診療は、何らかの身体的・精神的理由で歯科医療機関に通院できない患者に対して、歯科医師や歯科衛生士が訪問して歯科診療や口腔ケアを行う制度です。また、要介護状態は何らかの全身的な疾患がある場合が多く、安全に歯科診療を実施するには、全身の状態を評価して慎重に行わなければなりません。

三　歯科医療事故の対応

わが国において一九九九年に某大学病院での患者取り違え事件に端を発して、医療事故に対する関心が急速に高まりました。二〇〇〇年には厚生省（二〇〇一年から厚生労働省）は、特定機能病院に、さらに、二〇〇七年には歯科診療所においても安全管理体制を整えることを義務づけたのです。歯科の医療事故は医科と比較して生命を脅かすのは稀ですが、対応を誤ると重大な結果になることを常に心に留めておかなければなりません。どのような場合でも、リスクマネジメントの基本に則って対処することが肝要です。

歯科医療事故の前に、一般の医療事故について触れておきます。

さて、国民はどのような医療を望んでいるのでしょうか？

おそらく、信頼できる医療チームによって安全で高度な技術を安い診療費で受けたいと望んでいると思われます。しかし、このような国民の期待は、経営者側からすると経営の安定化を脅かすと思われがちです。「はっきりいって医療安全は金にならない」と公言してはばからない医療施設の責任者も少なからずいたのですから、今までは医療安全に対する体制はあまり構築されなかったのです。しかし、今はどの医療施設でも医療安全の体制が展開されています。

これまで医療事故というと、医療従事者の過失ばかりが大きくとりあげられてきました。過失とは、「すべきことをしなかった」「してはならないことをした」を指します。また、事故を予見できたにもかかわらず、回避しなかった場合も「すべきことをしなかった」となります。すなわち、医療の内容に問題があり起こった事故です。この予見と回避についても、事故当時の医療水準や法的な解釈と照らし合わせるので、意見の分かれることも多く、さらに、不可抗力である可能性も加味すると、複雑な様相を呈します。過失がない事故とは医療の内容に問題がないにもかかわらず起こった事故です。医療事故等の用語を**表2**にまとめてみました。不可抗力やエラーによる医療事故をアクシデントあるいは事故、医療事故になる可能性はあったが、幸運にも発見・訂正して事故にならなかったものをインシデントあるいはニアミスと呼んでいます。医療事故を用語によって分類し、実態を明らかにするのです。一方、米国の医療機関では一括してインシデントと呼んでいます。

表2　医療事故等の用語

<table>
<tr><td rowspan="3">学術的分類</td><td rowspan="2">不可抗力や医薬品／輸血による副作用</td><td colspan="3">エラー</td></tr>
<tr><td>エラーによる医療事故</td><td>幸運事例</td><td>発見・訂正事例</td></tr>
<tr><td colspan="2">医療事故</td><td colspan="2">医療事故になる可能性があったもの</td></tr>
<tr><td>厚生省報告書</td><td colspan="2">アクシデント</td><td colspan="2">インシデント</td></tr>
<tr><td>国立大学医学部附属病院長会議</td><td colspan="2">事故</td><td colspan="2">ニアミス</td></tr>
<tr><td>米国の医療機関</td><td colspan="4">インシデント</td></tr>
</table>

（中島和江ほか，ヘルスケアリスクマネジメント，P.101，2000年，医学書院を改変）

(一) 過失のある医療事故

医療側に100%の過失があり、いい逃れのできないのは次の事例です。

① 患者を取り違え

一九九九年に、某大学病院で肺手術と心臓手術の患者を取り違えて手術してしまった事例です。今では、入院してから退院するまで患者確認のための外さないリストバンドを患者の手首につけますが、当時はこのシステムが導入されていませんでした。大学病院のように1日にたくさんの手術をする医療機関は、朝いっせいに患者が手術室に入って来ます。主治医や担当看護師が入室時に付き添わず、また1人の看護師が2人以上の患者を連れて来ました。麻酔科医も患者を確認せず、麻酔をかけました。主治医も患者の顔を見て少し違和感を覚えたものの、確認をしませんでした。手術室内では、患者も頭に帽子をかぶります。気管挿管後、目の保護のために目にテープを貼ります。患者の意識がなくこの状態になると、皆同じような顔に見えます。意識があり、目が開いていて表情がある時、すなわち手術室入室直後にしっかりとリストバンドとともに確認しなければなりません。

② 輸血のミス

血液型を間違えて輸血することです。

代表的な血液型にはＡＢＯ式血液型とＲｈ式血液型があることはよく知られています。今ではほとんどの人が自分の血液型を知っていますが、20世紀初頭までは血液型の概念そのものがありませんでした。輸血によって、回復する人もいれば命を落とす人もいる、輸血はまさに運を天に任せる治療でした。一九〇〇年、オーストリアの科学者、カール・ラントシュタイナーは、他人同士の血液を混ぜると血球が寄り集まって塊になることに注目しました。彼はまず、自分と弟子たちの血液を血球と血漿に分離しました。各々の血球に別な人の血漿を混ぜ合わせると、赤血球が凝集するものと、しないものがあり、規則性があることを発見しました。これが現在のＡ、Ｂ、Ｏ、ＡＢの４つの型の基になっています。さらに、ラントシュタイナーは一九四〇年にRh式血液型を発見しています。ABO式血液型とRh式血液型以外にも稀な血液型があります。実際に輸血する時は、適合性をよく調べて行います。

輸血のミスのほとんどは、血液型の間違いです。輸血が必要な患者の血液型と、違う血液型を輸血してしまうことです。何人もの患者を同時に手術するような大きな医療機関では、多くの輸血する可能性がある患者がいます。適合検査を終えた適正な血液を輸血する時は、必ず2人で患者名や番号を目視だけではなく、声に出して十分確認してから輸血します。

③　薬剤の間違い

別の患者の薬剤を投与する、似たような名前・容器があるため種類や量を間違える、投与経路を間違える、ゆっくり投与するものを速く投与する、あるいはその逆など、薬剤を投与する時の間違いは枚挙に暇《いとま》がありません。間違いを防止するための工夫はそれぞれありますが、ここでは割愛します。

④　手術器材の体内遺残

手術時にガーゼやチューブ類、ねじ等を体内に残してしまうことがあります。ガーゼは血液に紛れるとみつけにくいので、注意が必要です。使用したガーゼは枚数を数えて、あらかじめ用意した数と確認します。また、ガーゼには放射線に不透過の糸が縫い付けてあり、術後にX線を撮って残留の有無を確かめています。体内に遺残が確認された場合は、可能であれば可及的に除去します。

(二) 事故を起こさない対策

医療事故の発生数や発生率は、必ずしも医療従事者や医療機関の医療の質を反映するものではありません。しかし、医療事故のうち過失の占める割合は医療の質の指標です。

また、1件の重大事故の背景には29件の軽傷事故、300件のインシデントが存在するというハインリッヒの法則があります（**図34**）。普段から「ヒヤリ」としたことや「ハッ」としたことに目を向けて、地道にインシデントを減らしていく努力を続ければ大きな事故防止につながると思われます。

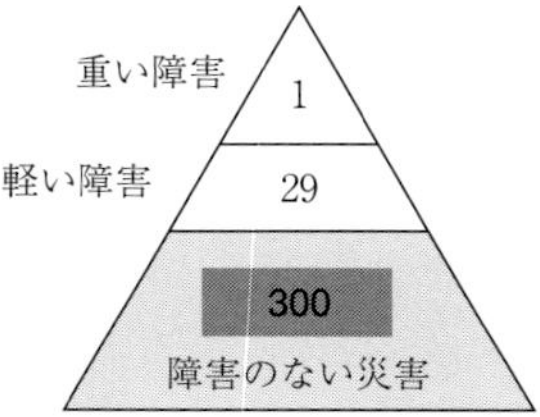

図34　ハインリッヒの法則

原因を究明するにあたっては、医療従事者のミスを責め立てるのではなく、システムのどこに欠陥があったかを徹底してあぶり出し、再発を防ぐことに全力を注ぎます。

人間はエラーをします。エラーは原因ではなく結果です。医療機関にはエラーを誘発する要因の数や種類がきわめて多く驚かされます。しかも、エラーが発生した時に要因を発見し、対応する策の少なさにはあきれるばかりです。何も難しいことをするわけではありません。まずは作業環境の改善から取り組みます。

こんな簡単なことが医療事故防止につながるのかと疑問を持つかもしれませんが、まずは5つのSが大事です。

5つのSとは、単語の頭のSをとって、整理、整頓、清掃、清潔、しつけです。

整　理：必要なものと不要なものを分け、不要なものは捨てる

整　頓：必要なものがすぐとり出せるように置き場所・置き方を決め、表示を確実に行う

清　掃：掃除をしてゴミ・汚れのない、きれいな状態にすると同時に細部まで点検する

清　潔：整理・整頓・清掃を徹底して行い、汚れのないきれいな状態を維持する

しつけ：決められたことを決められた通りに実行できるよう習慣づける

㈢　歯科麻酔と医療事故の関わり

重大な事態が発生した時、医療側はまず、患者の救命体制をとらなければなりません。そして、予期しない事態が発生したことを患者の家族に説明し、診療記録を正確に記載します。迅速に院内のコミュニケーションを図り、証拠物を確保、場合によっては公表の準備、第三者参加の医療事故調査委員会の立ち上げなどを24時間以内に行います。医療関連死でなければ

ば、医療事故死として警察に届けなければなりません。これらの対応を院内の多職種のスタッフによって検証・審議します。そして、報告された事例を明確に、緊急連絡網を作り、患者家族への説明体制を整えます。とにかく透明性のある組織で迅速に対応しなければなりません。

これらのリーダーシップを誰がとるのでしょうか？　もちろん施設の長、病院であれば病院長です。また、病院長を支える人間が必要です。

担当の診療科の医師、看護師は患者の救命処置に全身全霊で取り組んだ後なので、くたびれ果てています。医療それ自体が危険を伴い、患者の病状もあり、一生懸命治療した結果が医療事故ととられるのはつらいことです。現在の医療は専門性が強く、選択した治療法がベストであったか、また、期待した結果ではない重大事態に対してあらかじめ予測できたか、予測できたのなら回避するよう努めたか、重大事態による被害の拡大を防止・回避したか等をその時の医療水準に照らし合わせて検証するのは、他科の医師にはとても困難です。当該科の教授に面と向かっていうこともはばかられ、審議会はいつも重苦しい空気に包まれ、発言する人も多くはありません。歯科麻酔に従事していると、医科での重大事態を理解でき、医師の気持ちもよくわかりますが、当該科の教授にしがらみがないので、冷静に意見をいえる数少ない立場と感じます。審議会では、透明性のある明確な説明をすることが、何よりも大事です。

院内の審議会で限界がある時は、外部の専門家を招いて委員会を作り、検証しなければなりません。守秘義務があるので、委員を引き受けた外部の先生は他に漏らしませんが、医療事故でないとしても、予期しない重大事態が発生したことをいつも学会で顔を合わせる外部の専門家に知られるのはあまり気持ちのいいものではありません。しかし、外部の専門家を入れての検証はとりも直さず、透明性を確保しようとする姿勢の表れで大きな意味を持ちます。さらに、医療事故ということになれば、公表の準備をします。

今では、マスメディアから一方的に医療側が悪いと叩かれることは少なくなりましたが、記者会見では嘘をつかない、患者の個人情報以外は隠さないという姿勢をつら抜くことが求められます。

すべての事例で共通することは、チーム一丸となって、わかった時点でこまめにわかりやすく、カルテやデータを時には図や文書で補足し、終始一貫誠実な対応を心がけます。長期間、音沙汰なしではいけません。とにかく、「隠さない、ごまかさない、逃げない」を基本姿勢に正確な情報を提供し、誠実な対応に終始することが肝要です。遺憾の意や謝罪は速やかに表明します。

㈣　歯科領域における医療事故

ところで、歯科領域の医療事故はどうでしょうか？　歯科医療過誤訴訟は年々増加しています。この理由として、①自費診療の比重が高い②咬合の不調など日常的愁訴に結びつきやすい③外貌に高い比重をおく④高齢者の歯科需要が高いなどがあげられます。しかし、これは事故が増加したというより、表面化したと考えた方がよさそうで、歯科治療の特徴と密接に関係しています。

医療過誤に結びつきやすい歯科治療の特徴とは、

① 審美性という、患者の主観的願望を満足させる度合いが強い
② 口腔外科の分野で、歯科医師と医師の間に診療領域の境界争いがある
③ 治療が長期にわたることが多く、激痛の時期をすぎると緩慢に進行するため、患者による受診の中止がみられる
④ 患者の主体が明確でQOLを追求しやすい
⑤ 通常、死亡の危険とはほど遠い疾病がほとんどであるため、予期せぬ死亡によって引き起こされた家族の精神的苦痛は計り知れない

いずれにしても、過失があっても紛争にならなかったり、訴訟にまで至らないケースもあり、医療事故の実態ははっきりわかりません。どのような場合でも十分な説明をして、誠意ある対応をすることは医科の重大事態発生の時と同じです。

四　地域社会との関わり

歯科麻酔科医は全身麻酔の知識と技術を駆使して心肺蘇生や全身管理ができるので、地域の歯科医師会から講演会や研修会の依頼が毎年来ます。具体的には心肺蘇生術の講習、モニター機器講習、高齢者の安全な歯科治療の管理、摂食・嚥下障害の対応、歯科診療時の危機管理、訪問歯科診療の安全管理など、多彩です。このように、歯科診療所における安全管理を地域の歯科医師会とともに構築し、患者に安心して歯科診療を受けてもらえるよう協力しています。

第五章　海外の歯科麻酔と留学の思い出

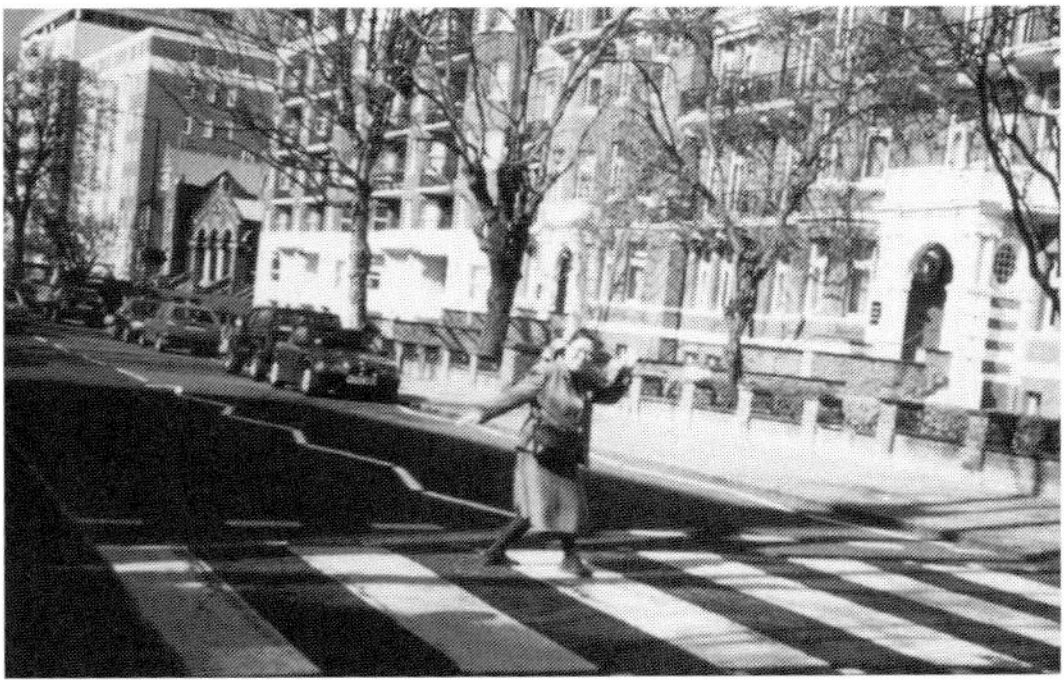

ビートルズで有名なアビーロード

一　留学準備

私の留学願望は、大学の同級生がテキサス大学に留学していた時の友達、シルビア・ローズというアメリカ人女性が日本に来た時、東京で私が応対してから膨らみ始めました。淡路町のグリーンホテルに迎えに行ってからほぼ毎日、彼女の希望に添って様々な所を案内しました。

アメリカに帰ってからも、彼女から遊びに来ないかという手紙をもらいました。リップサービスかと思い放置していたら、さらに自宅の修理のスケジュールまで事細かに書いて、ぜひ来てほしいということでした。私は、あまりアメリカには興味がなかったので、「勉強に行くなら考えてもいいけれど、遊びには行きたくない」と答えたところ、「勉強しに来たいなら下見をする必要があるのではないか」といわれ、根負けして行くことにしました。

ヒューストンにある巨大な病院群、ＮＡＳＡに仰天していると、彼女はすかさず履歴書の書き方を示し、ベーラー大学から申請書まで取り寄せていました。さらには、彼女の家に下宿して、そこから自動車で通えばいいとまでいうのです。仕方なく、帰国してからベーラー大学に申請書を出しました。

しかし、時期が適当でなかったのか、書き方が悪かったのか、却下されてしまいました。

シルビアは別の大学を探すといっていましたが、そうこうしているうちに長崎大学に行く話が持ちあがり、留学の話は立ち消えになってしまいました。

長崎に行ってからは、留学のことはあきらめていました。一九九二年（平成四年）に長崎大学歯学部附属病院に歯科麻酔科が誕生し、教授を拝命してから間もなく、テキサスのサンアントニオでアメリカの歯科麻酔学会が開かれ、日本からは私一人が発表をしに行きました。シルビアはその数年前脳内出血を起こし、右半身が不自由になっていたので、見舞いかたがた、ヒューストンで休暇を過ごすことにしました。シルビアはリハビリに意欲を燃やしていて、朝4時に起きて5時から7時までジムで運動するので、毎日つきあいました。そのうち「誰か会いたい人はいないか?」という話になり、「特別いないけれど、強いていえば麻酔科の教授かしら?」といったところ、ジムから帰ってくたびれて寝ていたところを起こされ、MD Anderson Cancer Hospitalに見学に行くことになりました。

シルビアは、私をB教授に紹介し、見学が終わったら連絡してくれれば迎えに来るといって帰って行きました。B教授は早速手術室長のC先生を呼び、手術室を案内するようにいいました。手術室には、特別のエレベーターでしか行けず、「通常のエレベーターで一般の人が降りられない」と説明を受けました。すでに麻酔の導入は終わって、いくつかの維持と覚醒を、麻酔の維持ではどのようなモニターを用いているのか興味を持って見ました。すると、通常の心電図、血圧計、体温モニターの他にパルスオキシメーター、片耳聴診器を全症例につけていました。片耳聴診器とは、左前胸部に置いた聴診器を片耳で持続的に心音を聴くものです。最新のモニター機器だけでなく五感を駆使したバイタルサインの測定をどんな症例にも適用しているのには感心させられました。回復室に移動する時も、運搬用のパルスオキシメーターを全症例に装着していました。また、回復室も充実していて、特に口腔外科、頭頸部の術後は気道管理のため、看護師を一人ずつつけて監視しているとのことでした。

麻酔の見学が終わって、手術室の外に出たのはいいけれど、案の定、方向がわからなくなって迷子になってしまいました。MD Anderson Cancer Hospital は立派な病院で、外観だけでなく研究部門も充実しているらしく、行けども行けども研究室ばかりでした。やっと人がいて、日本人と思って話しかけると中国人や韓国人だったりで、口がからからになってしまいました。患者に間違えられた後、やっとC先生に連絡がつき、手術室の看護師に迎えに来てもらいB教授の部屋にたどり着きました。

すると、B教授は私に「ローズさんとはどんなお知り合いですか?」と聞いてくるではありませんか。私は、B教授はてっきりシルビアの知り合いだと思っていました。しかし、シルビアは紳士名鑑のようなもので適当な麻酔科の教授を狙い電話し、「日本からO教授（私のこと）という人が来ているから、手術室を見学させてくれないか」と頼んだようでした。その晩、夕食の時にシルビアに「この病院の手術患者のバイタルサインをモニターする姿勢は本当にすばらしい」というととても喜んでいました。シルビアはその後も手紙で、またアメリカに来るよう盛んに誘ってくれましたが、結局、ヒューストンにはそれ以降縁がありませんでした。

次に留学のチャンスが来たのは、今から20年前の文部省の長期海外研修でした。10年ひと昔といいますから、ふた昔も前の状況で今とかなり違っているかもしれませんが、影も形もないというほどの変わり様ではないと思いますので、紹介することにします。

留学先にイギリス、オーストリア、イタリアを選んだ時、ほとんどの人が麻酔ではなくて音楽の勉強に行くのではないかと思ったに違いありません。もちろん音楽は大好きなので、楽しみたいと思った気持ちを隠すつもりは全くありませんが、そう思われても仕方がないくらい麻酔の研修としては準備不足であったことを認めたいと思います。

長期海外研修者の候補になってから申請書類を出すまでの期間が短く、紹介してくれる先生と休み明けにようやく連絡が取れたと喜んだのも束の間、研修を希望していたロンドン大学の先生が夏休みでつかまらず、早く別の所を探さなければなりませんでした。申請書類に研修施設の先生の招待状を添えないと研修は認めてもらえません。

大騒ぎしてようやくロイヤルバークシャー病院のブレイン先生に招待状を書いてもらえることになりました。ところが、どの程度の規模の病院かわからない、つまり、臨床だけでなく教育や研究をするような機関でなければ研修施設として適当ではないというのです。パンフレットを取り寄せてみると、あまり大きな病院でないことは想像に難くなかったのですが、ロイヤルというと王立だから、日本でいう国立ではないかといい張って、なんとか認めてもらいました。でも国立なら“National”ですね……。

オーストリアのウィーン大学、イタリアのミラノ大学はすんなり認めてもらえました。

次に言語ですが、イギリスは英語、オーストリアはドイツ語で、これらは大学で必修科目でしたから問題はなかったのですが、「イタリア語はどうするつもりなのか？」と聞かれました。私は、フランス語を少しかじっていたのと、イタリア語とフランス語は同じラテン語から発生しているので何となくニュアンスが似ているし、大学では英語が通じるので問題ないと主張しました。実際イタリアでは若い先生は英語が流暢でしたが、中堅どころの先生はほとんどしゃべれませんでした。しかし、臨床の場では私は英語、相手はイタリア語をまくしたてて通じました。ついでにいうと、オーストリアでは、ウィーン大学で招待状を書いてくれた腫瘍学の教授や私の担当になった麻酔科の教授と医局員は英語が流暢でしたが、その他の私より年上のオーストリア人の先生は英語を敬遠する傾向にありました。

二　イギリス

一九九七年（平成七年）一月十五日、ロンドンのヒースロー空港に着きました。税関で、渡英の目的を聞かれ、「観光」と答えればよかったのですが、給料のほかに航空運賃や日当が国から出ているので、「観光といっては申し訳ない」という思いにふと駆られ、「研修」といってしまい、「身分証明書、招待状などを見せろ」といわれました。身分証明書はパスポートと国際運転免許証しか持たず、招待状は書いてくれた先生の住所、電話番号を切り取って手帳に貼り付けていたので、全文は持っていませんでした。さらに、「滞在費はどうするのか」と聞かれ、それも的確に答えることができず、イギリスからオーストリア、オーストリアからイタリア、イタリアから日本に帰る航空券も提示したのに、「不法滞在の可能性がある怪しいやつ」と思われてしまいました。たまたま通りかかった日本航空の係員に事情を説明し、彼女がうまくとりなしてくれたので、やっと入国することができました。

到着すると、まだ午後4時というのに外は真っ暗で霧が立ちこめていました。その日は友人が用意してくれたパディントン駅近くのB&Bホテルにタクシーのオースティンで乗り付けて泊まりました。翌日、友人の紹介で東京—ロンドンプロパティーという不動産屋に行って住む所を探しました。日本人の社員の車で何軒か見学し、ハイゲイトという街の一軒屋の3階に決めました。大家はキャロルというイギリス人でした。ベッドに寝ると天窓から空が見えるのですが、いつも真っ暗で星や月が見えたためしがありませんでした。キッチンには食器や料理道具、電子レンジが備えてあり、何も困ることはなかったのですが、缶詰を開ける道具には手こずりました（キャロルに教えてもらってなんとか使えるようにはなりました）。洗濯機は備えていないので、下着は自分で洗いバスルームに干し、その他の洗濯物は近くのコインランドリーを利用することにしました。

ところが、コインランドリーを使ったことがなかったので、洗剤を買うところからつまづき、おまけにスイッチさえ押せば乾燥までしてくれると思い、用事を済ませて戻ってみると脱水前の状態でした。この時はなんとか周りの人に聞きまくって、乾燥までたどり着きました。キャロルから「『ウォッシングサービス』といって店主に頼むと手間賃は少しとられるけれど、洗濯から乾燥までして畳んでくれる」と教えられ、とても楽でした。しかし、店主は犬を飼っていて、日に何度もお散歩に出かけるので、帰ってくるまで待たなければなりませんでした。

お風呂に入るのがまた一苦労でした。風呂場にお湯がたまっている大きなプラスチックの赤い容器があり、これに熱いお湯がたまっているとお風呂に入る準備の時です。バスタブにお湯を出すのですが、お湯の圧力の方が高いせいか、水が出る蛇口をひねっても熱いお湯が出るばかりで適当な温度のお湯が出てきません。そこで、いったん熱いお湯をバスタブにためて、それを水でうすめて入りました。ある程度熱いお湯を出してしまうと、容器のお湯の温度が下がるので、手で触っていい湯加減の時が洗髪のチャンスです。キャロルの家には下宿人が何人かいてシャワーやお風呂を先に使われると、容器にたまっているお湯の温度は下がり、いくら待っても再び熱くなることはありませんでした。外出から帰るとまずお風呂に入りました。お風呂は毎日、洗髪は一日おきにしました。面倒くさいという感慨は全く浮かばず、何か決まったことをしていないといられない気持ちになり、意地になってお風呂に入っていたような気がします。

下宿が決まり、日常の生活がなんとか始められるようになりましたが、天気が悪いのには本当に参りました。朝も8時を過ぎないと明るくなりませんが、明るくなるといっても暗さが薄れていくといった具合で、太陽が出るとは限りません。霧が立ちこめていたり、雨が降ったり止んだり、陰々滅々としてすっかり気が滅入ってしまいました。しかし夏に向かって少しずつ日が長くなっていくのが感じられ、だんだん日が短くなるよりはいいかと独りごちたものでした。

母だけでなくキャロルまでが研修先に連絡しなくていいのかと気をもんでくれましたが、会ったこともない偉い先生に電話をする元気がなかなか出ませんでした。ようやく太陽が出て青空が広がった時、何度も話すことを反復練習してブレイン先生に電話したのですが、留守番電話でした。想定外のことだったので、あわてて切ってしまいました。キャロルに留守番電話に残すメッセージのひな形を教えてもらい、仕切り直しをしてやっとブレイン先生に連絡がつきました。私が日本を出発したことはわかっていたのに、私からの連絡がなかなかなくて、先生はたいそう心配していました。

ロイヤルバークシャー病院はロンドン郊外のレディングという場所にあるのですが、私の持っていた観光案内書には載っていませんでした。ブレイン先生に聞いて、ようやく行き方がわかったほどでした。地下鉄のパディントン駅で降りて、郊外へ行く列車に乗り換えなければならないのですが、列車の出発するホームの番号が出ている電光掲示板も、駅員らしい

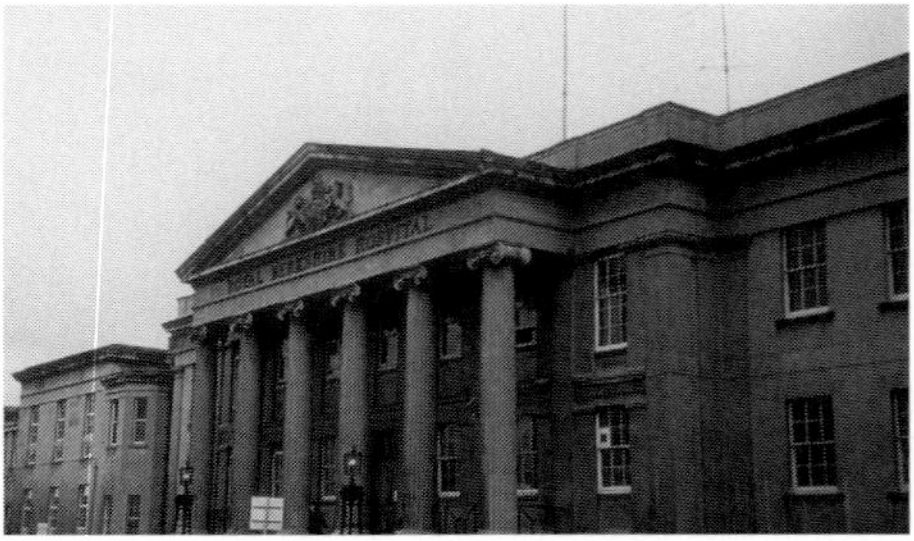

ロイヤルバークシャー病院

人も見当たらず切符売り場の人に聞いたら、「俺の知ったことか」といわれて途方に暮れてしまいました。思い余って、ホームで待っている人に片っ端から「あなたはレディングに行きますか？」と聞きまくって、"Yes" と答えた人と同じ列車に乗りました。怪しい人に隣に来られると怖いので、高校生の集団にまぎれて座りました。私はひどい方向音痴なので、初めての場所に行くのが大の苦手です。レディングの駅にはブレイン先生が迎えに来てくれましたが、私は待ち合わせの場所もわからず、ようやく先生に見つけてもらいました。

ロイヤルバークシャー病院は、やはり規模の小さい病院でした。ブレイン先生はラリンジアルマスクの考案者で、この病院にしては立派すぎる資料館に、ラリンジアルマスクの歴史が所狭しと並んでいるのを愛おしそうに説明してくれました。ブレイン先生自らがラリンジアルマスクを用いての全身麻酔をみせてくれましたが、2日もいると症例も見つくし、話のネタもつきてしまいました。

――実は、ロンドンに着いてから、ガイ大学医学部薬理学のファイル先生に手紙を出していました。ファイル先生とは、当教室の大学院生がNeuroscience Letters誌に発表した論文の別刷りを要求してきたといういきさつがありました。できれば、この研究室で研修したいと考えていたのです。長崎を出発する前にコンタクトがとれていればよかったのですが、時間がなかったこともあり、行けば何とかなると能天気にかまえていたのでした。ブレイン先生から「イギリスで何をしたいのか？」と聞かれた時、「ガイ大学のファイル先生の研究室で研修したい」といったのですが、英語が通じなかったのか、面倒くさくなったのか、とにかく、「カーディフのウェールズ大学に日本人の麻酔科医がいる

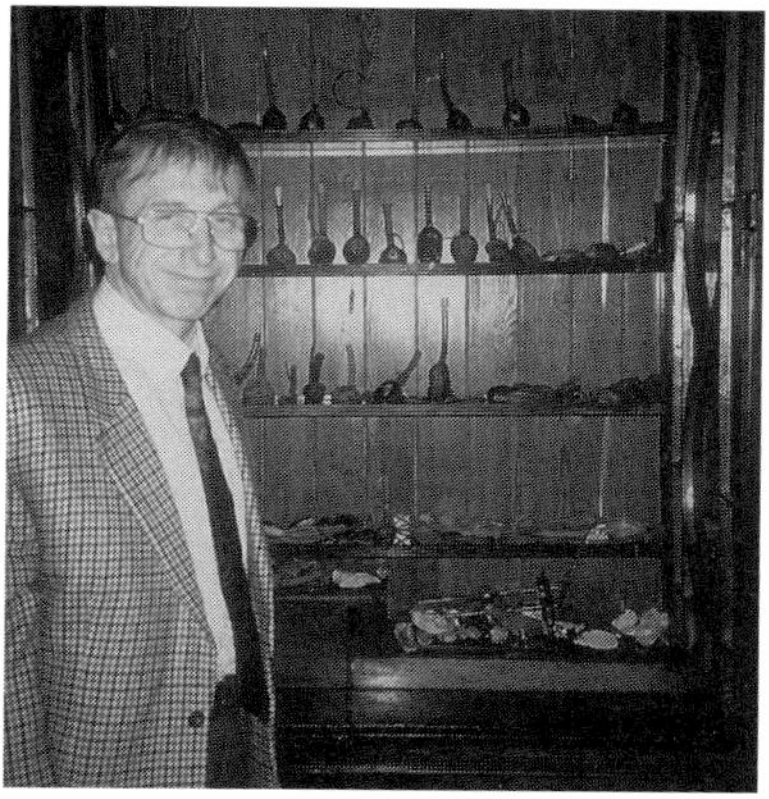
ブレイン先生とラリンジアルマスク

から行ってみたら」と、すぐA先生に電話をかけたのです。せっかく日本を離れて外国に研修に来たのだから、日本人には頼らないと固く決心していましたが、すでに心細くなっていたので、この時日本語が聞けてほっとしました。カーディフに行くのには間があるからと、耳鼻咽喉科病院の麻酔科医長のポール・ベイリー先生を紹介してくれました。

レディングから帰るとキャロルが早速、研修の成果を聞いてきました。ブレイン先生の専門は何か、どんな先生か、あなたは何を学ぶのかと。先生の専門のラリンジアルマスクの説明を始めましたが、素人にラリンジアルマスクを説明することほど難しいものはありません。喉頭、喉頭蓋、気道確保、気管チューブ、挿管などの単語をちりばめてとつとつと説明したのですが、さっぱり理解してもらえませんでした。キャロルの下した結論は、私の英語は日常は困らないが、麻酔のことを議論するには未熟だということでした。しかたなく、彼女の勧めにより英会話教室に通ってネイティブから個人レッスンを受けました。麻酔についての討論をする域には達しませんでしたが、電話のかけ方、約束のとりつけ方、約束の変更など、日常生活にはだいぶ役に立ちました。

さて、二月に入って、耳鼻咽喉科病院の麻酔科医ベイリー先生に勇気を振り絞って電話をして、約束を取りつけました。病院はキングスクロスにあるのですが、行きの地下鉄が通勤の人々で満員で駅に押し出されるように降りたら、例によって己の位置がわからなくなりました。仕事で急いでいる通行人をようやく捕まえなんとか方向を聞き出して、やっとの思いで病院に着きました。連絡不足なのか、私の英語が通じないのか、受付で止められ一悶着あり、いわれた通り床に書いてある黄色い線に沿って手術室に向かいました。建物は200年くらい経っていて、天井には近代病院に必要な水や電気等のパイプがたくさん通り、廊下は曲がりくねり、まるで鼻腔や耳の中みたいで耳鼻咽喉科の病院らしいたたずまいでした。手術室の入口は暗証ボタンを押して開けるようになっていて、当然番号は知らないのでおろおろしていると、インターフォンらしきものに気がつきました。何度も呼びかけてようやく両腕に刺青をしたおじさんが開けてくれ、階段を上がるとベイリー先生が待っていま

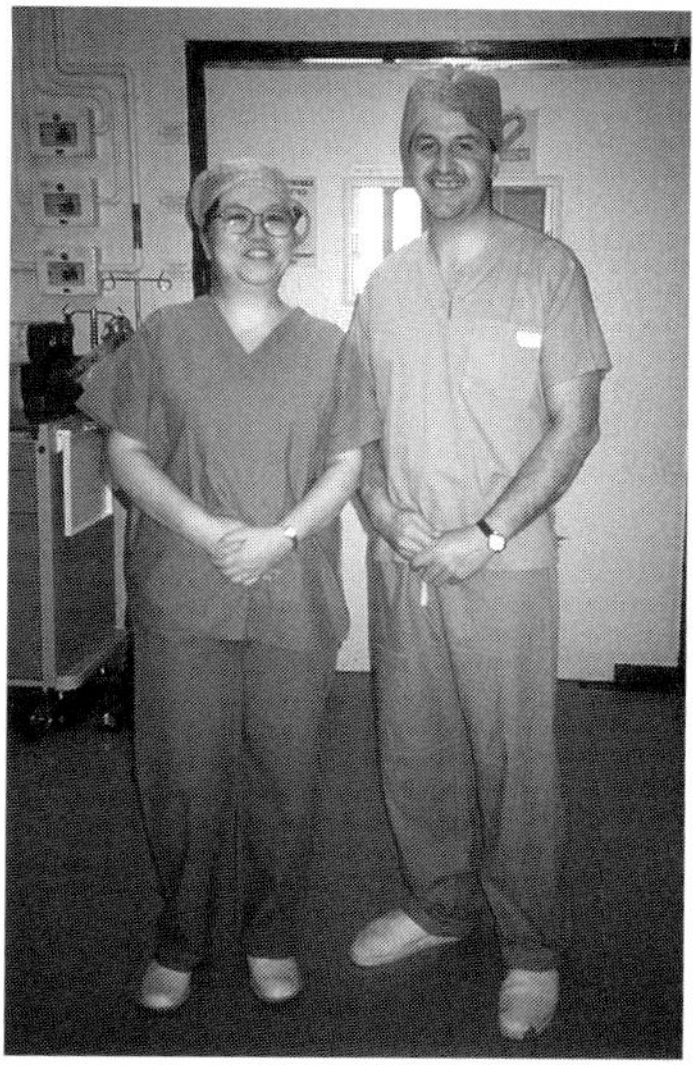

ベイリー先生と

した。インターフォンを押して名前をいい、怪しいものでなければ施錠が外れるようになっているのを知らなかったので、翌日も"I am professor Oi"と何度も叫んでしまいました。それ以来、私は「プロフェッサー！」と変な抑揚をつけて呼ばれるようになりました。イギリスでは、大学に残って研究しようという麻酔科医は少なく、ほとんどが大学病院以外の、様々な専門病院で麻酔をかけて経験を積み、試験を受けてConsultant Anesthetistになることを目指しています。Consultant Anesthetistになると給料も待遇もぐっと良くなり、病院の麻酔科に常勤で採用され、麻酔科医長といった地位のようでした。

この病院には麻酔科医はConsultant Anesthetistのベイリー先生を含めて7名いました。手術室は3室で、それぞれに麻酔をかける専用の部屋もあり、麻酔助手が張りついていました。回復室は1つでした。手術室には麻酔専用室と回復室それぞれに続くドアが2つありました。これは私が訪れたイギリスの手術室全部にみられる仕様でした。私がベイリー先生に、「麻酔室は麻酔科医にとって桃源郷ですね」というと、彼は「がさつな外科医が入ってこなくてご機嫌さ！」とウィンクしてみせるのでした。

麻酔専用室で麻酔をかけ、中心静脈や動脈へのカテーテル挿入も行い、完了すると蛇管を気管チューブから外し、ストレッチャーで呼吸の止まっている患者を手術室へ運び、手術台

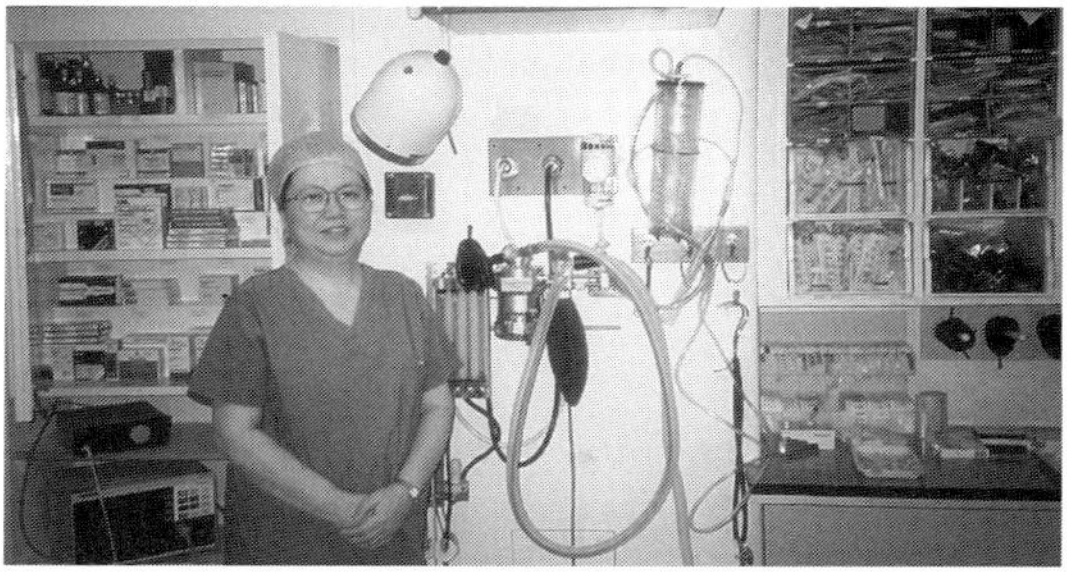
麻酔専用室。壁や棚には麻酔装置・器具・薬品が並んでいる

に載せます。気管チューブを手術室内にある麻酔器の蛇管に素早くつなぎ、モニターをつなぎ、すぐに外科医に術野を渡します。手術が終わると挿管したままストレッチャーに乗せ、回復室に運びます。手術台をさっとアルコールを噴霧し拭き取るような消毒というより掃除をして、麻酔専用室で麻酔が完了した次の患者をすぐに手術台に運びます。次の手術のために、看護師も別な人がすでに手を洗って器具の準備をしています。こうして、麻酔科医と看護師は交替をしますが、外科医は手を洗い直して術衣を替え、すぐ手術にとりかかります。昼食もサンドイッチを1、2切れ頬ばるだけでした。3名の麻酔助手はとても気のきいた気持ちのいい人で、麻酔科医の指示に従って、麻酔に必要なすべての器具、装置、薬剤を用意していました。また、新米の麻酔科医をそっとフォローしていました。患者を運ぶ専門の人は一番下の階級

で、その中の一人は私をいつも大きな声で「プロフェッサー！」と呼んでからかいました。

ベイリー先生は、ラリンジアルマスクを考案したブレイン先生が私を紹介したせいか、ブレイン先生の直弟子か、ただの友人かわかりませんでしたが、私の前ではラリンジアルマスクを使いたがりました。ベイリー先生いわく、「ラリンジアルマスクの最大の利点は、手術が終わって装着したまま手術室を出て回復室で麻酔から覚醒した時、患者自身があるいは看護師が簡単に抜き出すことができる」というのです。しかし、ここは耳鼻咽喉科の病院で耳の手術の時は良いのですが、ラリンジアルマスクが術野を邪魔する手術も多くあります。

ある時、一応手術が終わって気管挿管していたのですが、ベイリー先生は気管チューブをすぐに抜いて、ラリンジアルマスクに変えてから回復室に運ぶよう麻酔をかけていた麻酔科医に指示しました。もちろん完全に覚めてはいませんでしたが、麻酔薬の投与を中止していて、患者は覚める方向にありました。

——今抜管するのは中途半端で、きっと喉頭痙攣《けいれん》を起こすぞ！

麻酔科医も私と同じ思いなのか躊躇《ちゅうちょ》していましたが、ベイリー先生の命令には逆らえず、抜管しました。果たせるかな、喉頭痙攣を起こして患者は真っ青になってしまいました。事なきを得ましたが、ベイリー先生はかなり慌てていました。

――イワン、イワンコッチャナイノビッチ！

もう一つ忘れられないのは、扁桃腺摘出術の麻酔です。この時は、ラリンジアルマスクを用いた症例の見学にアメリカ人の麻酔科医が何人か来ていました。小児病院で研修した時、扁桃腺摘出術の麻酔を何度かかけたことがありましたが、出血するし抜管する時にとても気を使うので、思い出したくもないくらいいやな麻酔でした。それなのに、この扁桃腺摘出術の麻酔に気管チューブを挿管するのではなく、ラリンジアルマスクを使ったのです。手術もとてもやりにくそうでした。さっそくアメリカ人の麻酔科医が噛みつきました。

「扁桃腺摘出にラリンジアルマスクをわざわざ使う必要がどこにあるのか？」

イギリス人の麻酔科医も負けていません。気管挿管の合併症をまくしたてます。しかし、問題は気管挿管の合併症にあるのではなく、ラリンジアルマスクがこの手術に最もふさわしい気道確保の方法なのかということで、アメリカ人に分があると思いました。だんだんイギリス人が激高して、初めは私にもわかる英語だったのですが、訛りがひどくなって聞き取れなくなりました。

――後に、サッカー選手のデイビッド・ベッカムの英語を聞いた時、このイギリス人の麻酔科医の英語を思い出しました。同じ訛りのように思われました。

この耳鼻咽喉科病院の外科医の手術は早くて出血も少なく、とてもきれいでした。頸部廓清術も時々鉤を看護師に持たせていましたが、ほぼ一人でやっていて、思いのほか早く手際の良いものでした。外科医は次々と手術をします。夕方の5時をまたぐと始めた手術は最後までしますが、5時以降に積み残した症例は次回になります。患者が朝から絶飲食して待っていても、夕方5時を過ぎれば仕切り直しです。何日後か次週です。しかし、この病院の患者はイギリスの誇るNational Health Serviceの対象者で、治療費は無料なので文句はいいません。それどころか、説明をきちんとしていないのか、理解力が足りないのかわかりませんが、手術の当日に朝食をとってしまって中止になる例が稀ではなく、患者はあまり気にしていないようでした。お金のある人は別な病院に行くとのことでした。患者からの圧力はなくてもあまりにも積み残しの多い外科医はペナルティを課せられるらしく、昼食をとる間も惜しんで急ぐので、手術が早いのでしょう。

――後にイーストマン歯科病院で会ったドイツ人の麻酔科医にいわせると、一番手術が早いのはイギリス人、一番遅いのがアメリカ人、ドイツ人は中間だそうです。

この病院で昼休みは、話すことが浮かばなかったので苦痛でした。よく面倒をみてくれた麻酔科医に「週末、何をしていたか?」と聞かれ、「ロンドン在住の日本人ピアニスト内田光子の演奏会に行ってベートーベンのピアノ協奏曲五番皇帝を聴いていた」といったところ、怪訝そうな顔をしました。内田光子を知らないようでした。音楽の話をしようとすると、隣の看護師を指さして「この人、Buddhist（仏教徒）なんだ」と話をそらすのです。どうみても仏教徒ではないと思ったけれど、それ以上話はなく私も何をいっていいかわかりませんでした（単に禅とか、茶道、華道、仏像に興味があっただけかもしれませんが）。音楽のことならいくらでも話せるのに日本のことを何一つ紹介できなかった自分を恥じました。

　三月に、ウェールズ大学にいるA先生を訪ねて、ウェールズの首都カーディフに行くことになりました。A先生は関西医科大学から留学していて、まもなく学位を取得するとのことでした。ウェールズ大学には他に、獨協大学からO先生、産業医科大学からK先生が麻酔の研修をしていました。この日はさっそく、日本人4人でウェールズ名物野鳥料理をお腹いっぱい食べました。ウェールズ大学の先生の中で私たち日本人に最も親切だったのはボーン先生で、銀髪の格好のいい紳士でした。

　電話で、最初にいう言葉は英語では〝Hello〟ですが、日本では「もしもし」です。人と会った時、最初にいう言葉も英語では〝Hello〟です。人と会った時の挨拶〝Hello〟を「もしもし」というと思っているのか、ふざけているのか、わかりませんでしたが、ボーン先生は私たちに

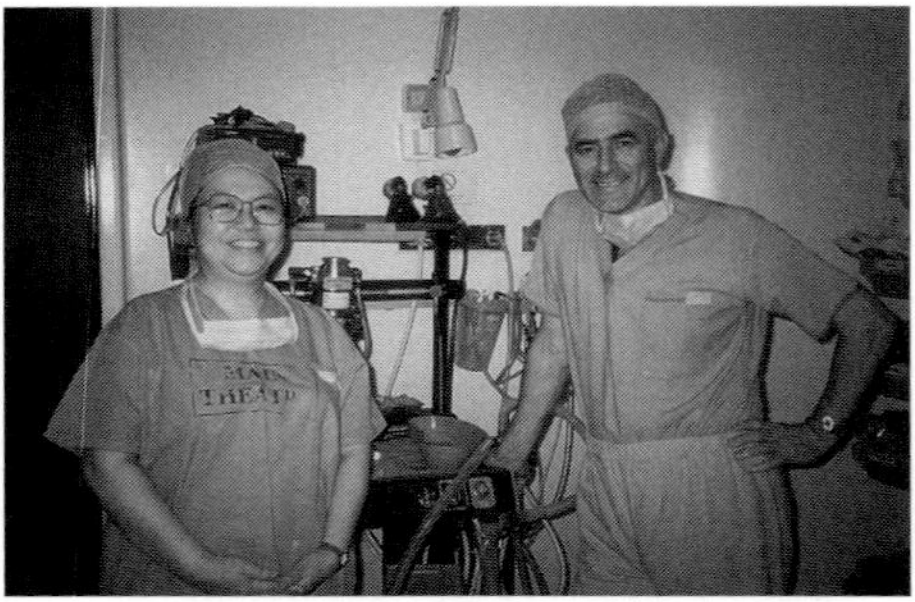

ボーン先生と

会うと必ず「もしもし」というから苦笑してしまいました。「日本人の英語はへたくそだ」といっていましたが、彼の英語はどうみてもクイーンズイングリッシュとはほど遠いウェールズ訛りで、聞き取りが困難でした。ウェールズ人のウェールズに対する思い入れはとても強く、大学病院や麻酔科などの名前も英語とウェールズ語を併記していました。

ウェールズでは、ウィストン・チャーチルの肖像画が掲げてあるチャーチルホテルに泊まりました。メゾネット式の部屋で下にリビング、上に寝室があり、ちょっと豪華でした。イングリッシュブレックファーストの種類と量の多さといったら、とても朝食とは思えないものでした。これを毎日平らげたので、胃が膨張してしまった感が拭えませんでした。

ウェールズ大学では、心臓の手術の麻酔をちょっと見

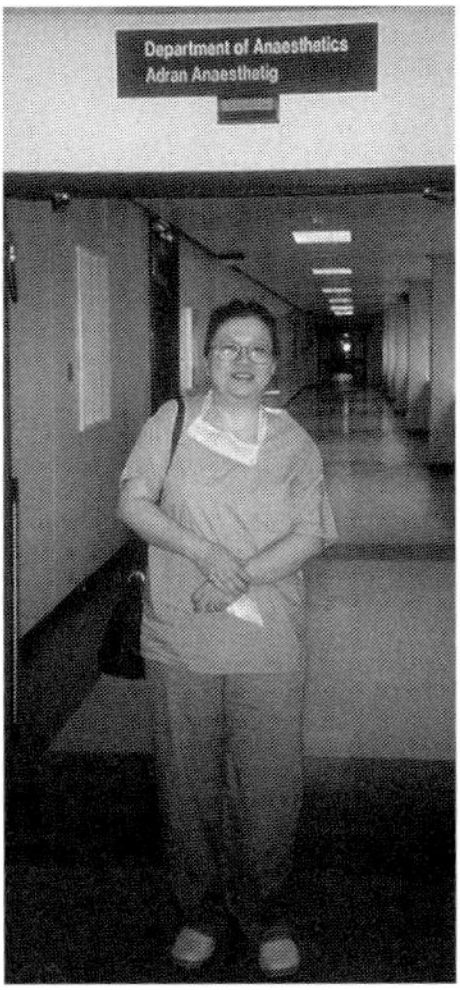

ウェールズ地方では英語と
ウェールズ語を併記してある。

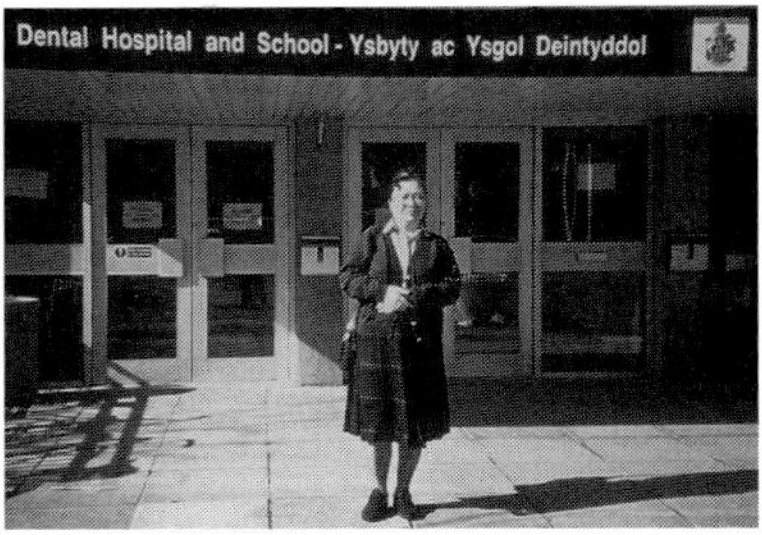

ウェールズ大学歯学部と附属病院（右）、麻酔科入り口（左）

て、歯科の日帰り麻酔を見ました。歯科の麻酔では、職人気質の麻酔科医が、私物らしい喉頭蓋をひょいと持ち上げる道具を使って器用に挿管していました。また、日帰りで時間の制限があるのかもしれませんが、「治療は今日はここまで」と途中で止めてしまったのには驚きました。

そうそう、麻酔回路で有名なメイプルソン先生にもウェールズ大学で会いました。先生は麻酔学教室に所属していたようでしたが、麻酔科医ではなく物理学者ということでした。残念なことに、麻酔回路について何ら討論するようなウンチクを持っていなかったので、握手をするだけで先生との対面は終わりました。

イギリスはイングランド、スコットランド、ウェールズ、北アイルランドの４つで構成されています。すべて国としての誇りが高く、他国の悪口をいったりけなしたりして、自分の国が中心で最高と疑って止まない人種の集合体です。私がお世話になったどの病院も人種のるつぼで、その場にいない国の人の悪口がすぐに始まります。イングリッシュは意地悪、スコティッシュはけち、ウェルシュは田舎者、アイリッシュはがさつ、等々でした。

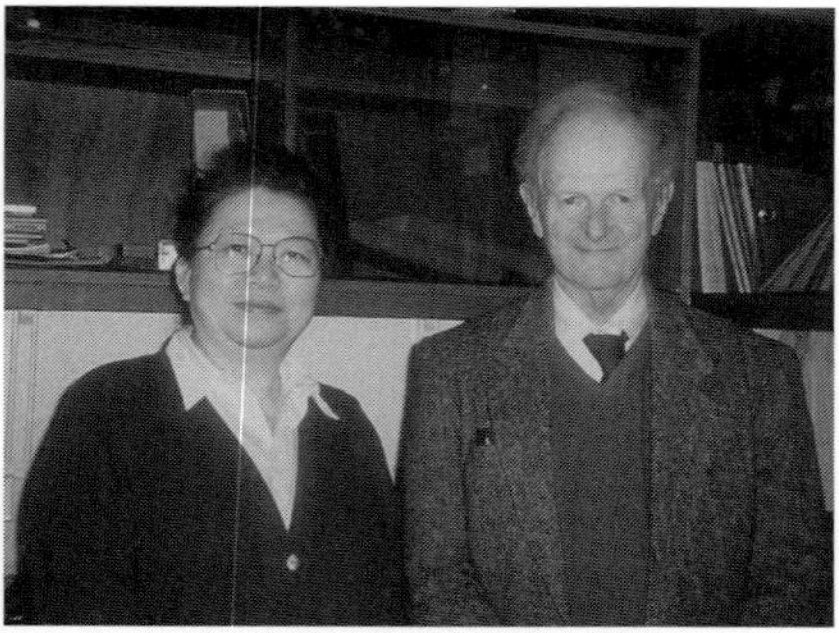
メイプルソン先生

名前がアイリッシュ人のようだったので、「あなたはアイリッシュですか？」と聞いて、イングリッシュ人にとても嫌な顔をされてしまいました。「生半可な知識で話かけたりするものではない」と後悔したものです。この時、すでにイギリスは「ユーロ」に参加していたけれど、通貨はポンドだったし、私がイギリスに入国しようとした時足止めされたように、誰彼なく自由に入国もできなかったようでした。しかし、「言葉も通貨もヨーロッパで統一」と盛んにいわれ、ウェールズ人は「ヨーロッパは言語は英語で、首都はカーディフに違いない」と自信満々でした。カーディフの街は野暮ったい小さな街で、「ちょっとセンスのいい服かな」と思ったら、ローラアシュレイの店でした。彼女はカーディフ出身のデザイナーですが、ロンドンではたいして目立たないセンスのお店が、カーディフでは抜群のセンスを誇っているのです。

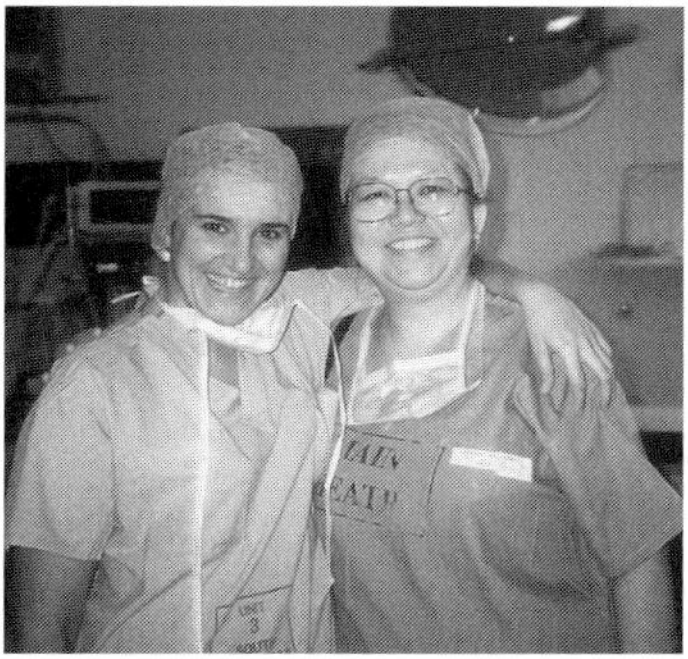

ベニス大学ニコレッタ先生（左）

それはともかくとして、ボーン先生は時に私の泊まっているホテルに車で迎えに来てくれました。先生の車はメタリックな柿色のＢＭＷでとても快適でした。ボーン先生の案内でランドック病院に行って、胸部外科と気管支鏡の麻酔を見ました。この時、イタリアのベニス大学から女性の心臓外科医ニコレッタ先生が研修に来ていました。始めは麻酔の補助をしていましたが、胸部外科の先生に「手術を手伝うか？」と聞かれ、すぐ「はい」と答えて手を洗い、助手をしてい

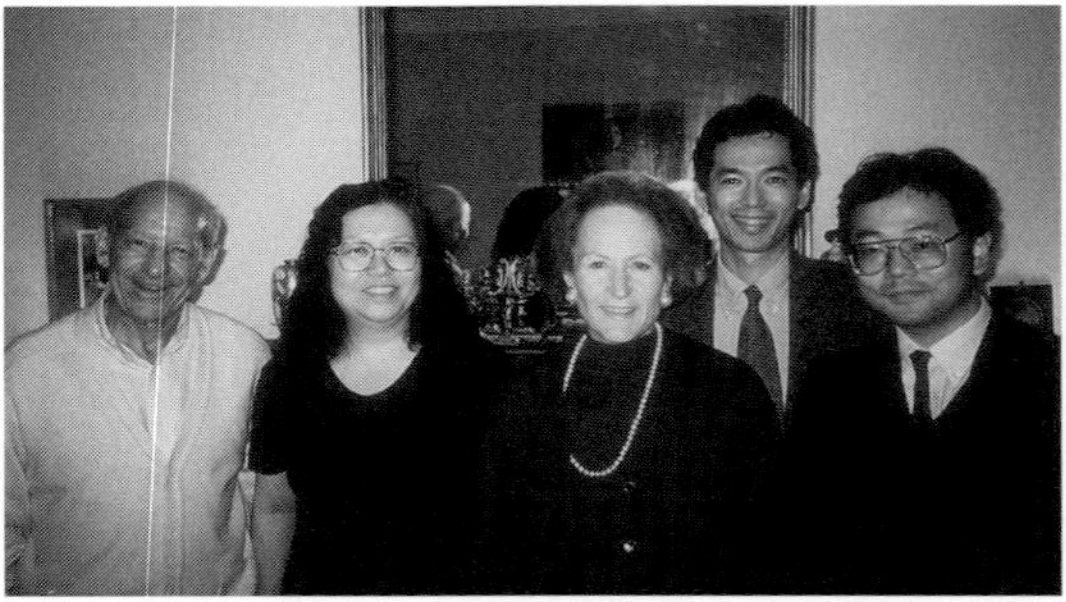

教授夫妻に招かれて。
右端：古賀先生（産業医大）、右から２人め：浅井先生（関西医科大）

ました。とても前向きで、しかもチャーミングな先生でした。私が「十月にはミラノ大学に行く」といったら、「ぜひベニス大学にも来てくれ」と電話番号を教えてくれました。イタリアの電話のかけ方はイギリスと違うのか、電話で英語が通じるのだろうか等と思い悩み、結局かけませんでした。

ある日、A先生とO先生と私の３人で古いパブで夕食をとりました。私が「十一月の中旬に日本に帰って、翌年の十月に日本歯科麻酔学会を主催する」といったら、２人とも目を見開いて、びっくりしていました。「日本に帰って1年もしないうちに学会を開催するなんて、準備の時間がなさすぎます。僕が医局長なら教授の留学を泣いて止めます」とあきれていました。そういわれても、来てしまったからには申請した日より勝手に早くは帰れません。この時

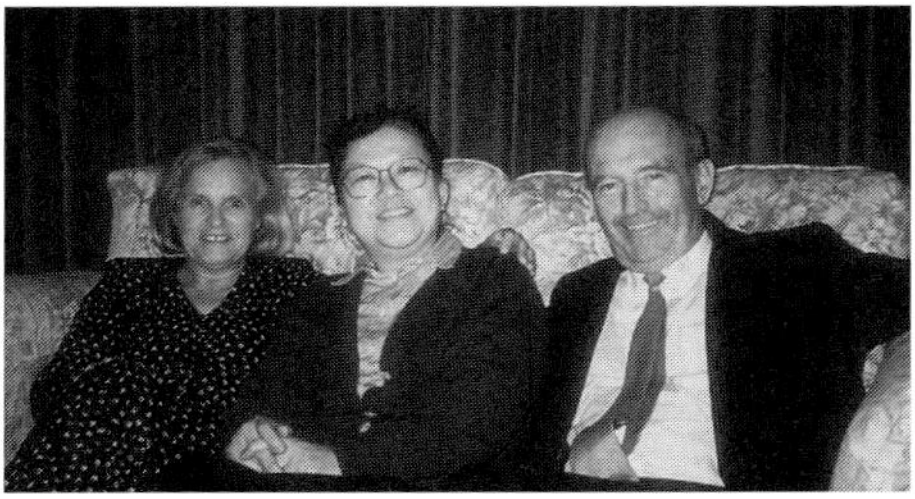

医局長ご夫妻

ばかりは日本に向かって、私の留守を守ってくれている方々に手を合わせました。

ウェールズでは、教授、医局長、産業大学からのK先生がそれぞれお宅に招いてくれました。教授は、日本人全員を食事に招いてくれたのですが、A先生にいわせるとひどいウェールズ訛りで、私にはほとんど聞きとれませんでした。

また、医局長夫人からは「教授になって、仕事が忙しくて結婚しなかったのですね」といわれ、「いいえ、私が結婚したい男はすべて私と結婚したがらなかったからです」と答えたら、大きくうなずいていました……。

当時、A先生には履歴書の書き方も教えてもらい、以降に訪れた大学や病院の長には渡すようにしました。

また、ウェールズから帰って来てすぐの三月十三日に、東京歯科大学の金子　譲先生と日本歯科大学の古屋英毅先生がロンドンにおみえになりました。もちろん私の陣中見舞いが

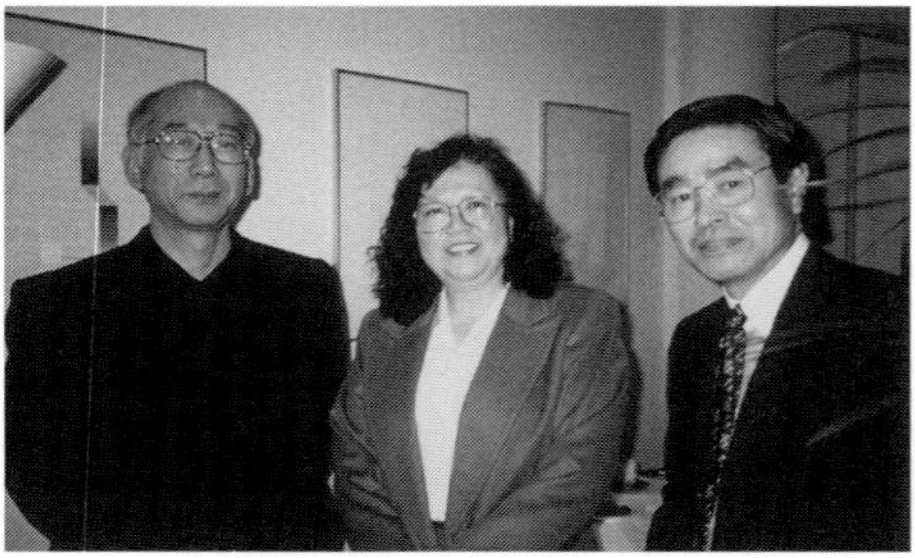

金子　譲先生（左）、古屋英毅先生（右）

目的ではありませんでしたが、私がロンドンにいると知ってわざわざ連絡を下さったのです。その晩はおいしい日本料理に舌鼓を打ち、焼酎をしこたま飲みました。「久しぶりに酔ったーという感じ」と日記には書いてありました。

四月に入って、古屋先生が親しくされ紹介していただいたイーストマン歯科病院のマッキュワン先生に連絡がとれ、行くことになりました。イーストマン歯科病院はすばらしい建物で、待合室は5つ星ホテルのロビーかと思うほど素敵でした。初めて私が訪れた日、マッキュワン先生の奥様がいらしてました。彼女は医師で、いきなり私に「AuB型の抗原抗体検査をしてきたか？」と聞いてきました。私が「毎年検査していて、抗原（－）、抗体（＋）である」といったところ、彼女は「その証明書を持って来たか？」というのです。「持って来なかった」というと、「検査しなければならない」といい出しました。マッキュワン先生は

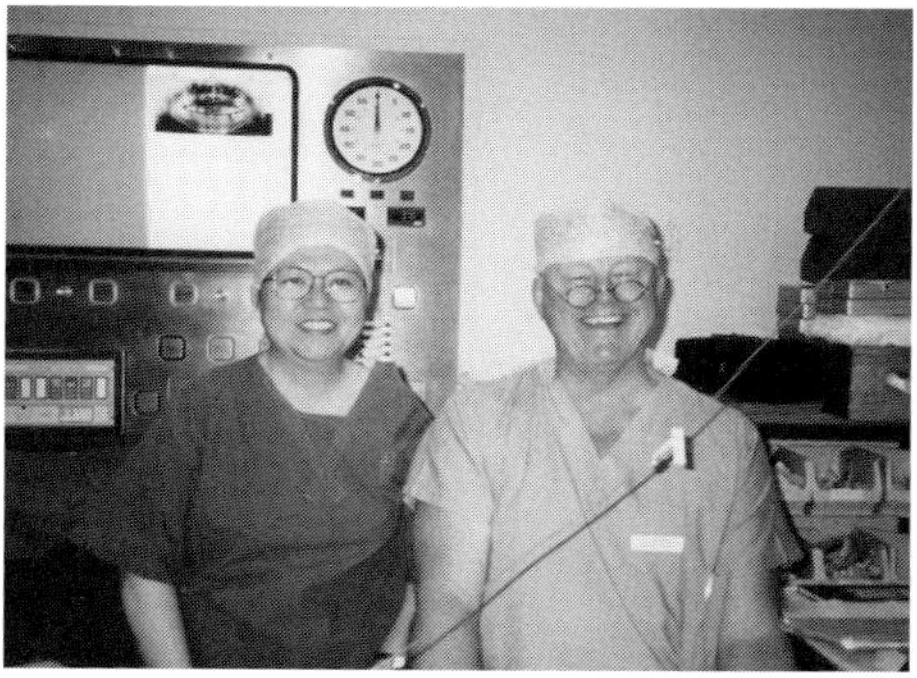

イーストマン歯科病院　マッキュワン先生

隣室に彼女を連れ出し、「見学だけで患者には触らないし、そんな必要はない」と説得しましたが、彼女の語気は収まるどころか激しさを増していったのです。すまなそうなマッキュワン先生の顔を見て私は仕方なく、採血のために前腕を差し出しました。——結果が出る頃、私はもうこの病院にはいないのに。

この時の注射の痛みは今でも忘れることはありません。彼らからすれば、いくら親しい先生からの紹介といっても、身分証明書など持っていないどこの馬の骨かわからないやつがいきなり見学させて下さいとやって来たのですから、不快に思うのも無理はありません。履歴書も名刺も偽造がいくらでもできます。「教授」といわれても、本当かどうかもわかりませんし、本当に教授だったとしたらあまりぞんざいな扱いもできません。もし、私が逆の立場だったらとても困っただろうと思います。

しかし、この時は相手の立場を慮《おもんぱか》る余裕はありませんでした。いろいろな病院の先生を紹介してくれたブレイン先生だって、そばで聞いていると、“Professor” だけれど “Dentist” だと、やけに “Dentist” を強調している微妙ないい回しに、歯科医師を医師より低くみていることが伝わってきました。この時ばかりは英語がよくわからないふりをしていたけれど、気分が悪いのを顔に出すまいと必死でした。

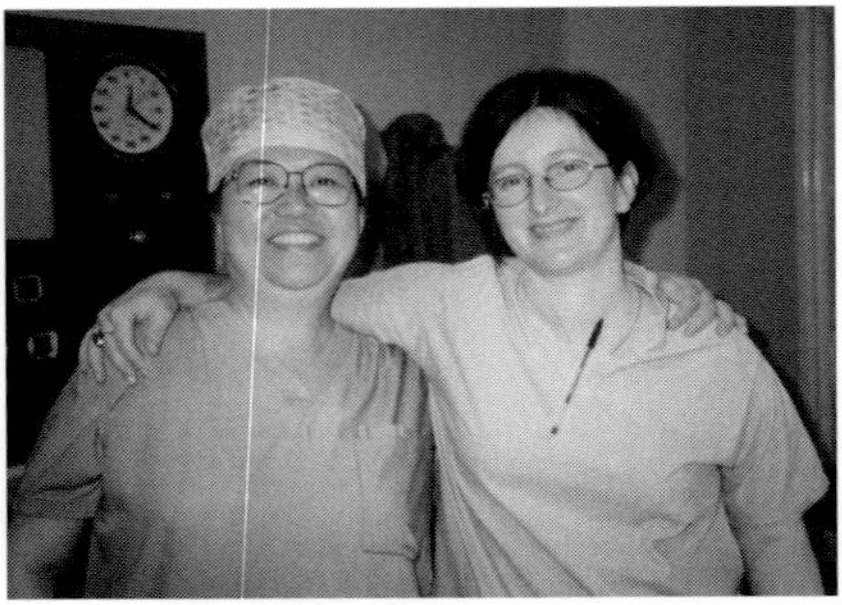
ドイツ人麻酔科医（右）

——しかし、この待遇（不満なら）は私の準備不足が一番の原因でした。誰もがまず、「その人がどの階級に属するか、どのような権威をもっているか」で対応を考えます。相手がわかるように、自分の位に見合った「鎧《よろい》」をきちっと着る必要があります。私は日本を発つ前に着けていく「鎧」を準備すべきでした。

イーストマン歯科病院は久保田康耶先生、鈴木長明先生をはじめ、たくさんの歯科麻酔科医の先生方が研修さ

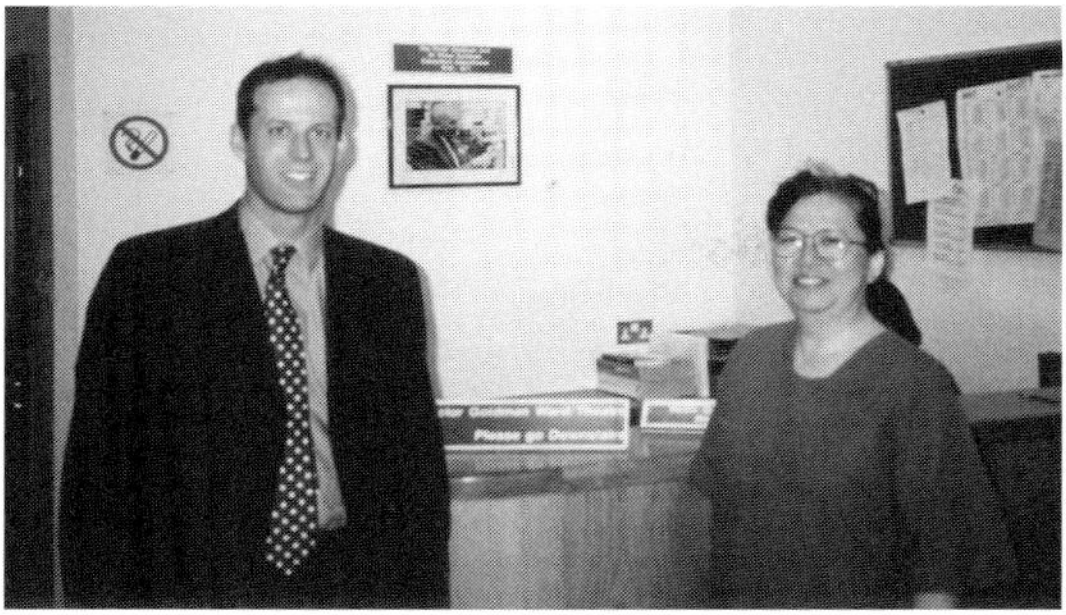

ハンサムなチェズホルム先生

れたことで知られていますが、マッキュワン先生の机の前の壁には古屋英毅先生、医局の壁には中地　進先生、伊藤弘通先生の写真が貼ってありました。

この病院でも、Consultant Anesthetistを目指して何人かの先生が入れ替わり立ち替わり研修に来ていました。インド人の女医は少し時間があると、コーヒーに誘ってくれましたが、話すことがなくて困りました。また、ドイツ人の女医は、研修に来てイギリス人と結婚し娘が一人いることなどを話し、タイ料理を一緒に食べに行きました。さらには、とてもハンサムなチェズホルム先生には金持ちしか行けない病院の手術室を案内してもらい、全身麻酔下の耳下腺腫瘍摘出術を見学しました。

イーストマン歯科病院には麻酔助手は一人しかいませんでしたが、彼はとても鈍く準備が十分でなかったり道具を渡すのにもたもたして、あげ句の果てには落として

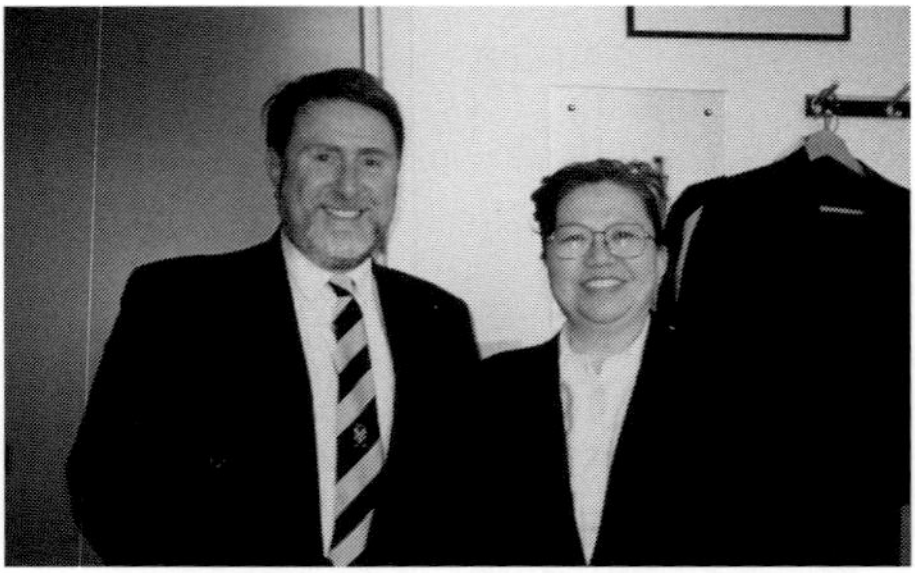

デビュース先生

しまったりと見ていてハラハラしました。

その後、ブレイン先生に紹介してもらったガイ大学歯学部病院のクレイグ先生に連絡がとれ、行くことになりました。やっとの思いでクレイグ先生の部屋にたどりつき、すぐデビュース先生を紹介され、鎮静法を見学することになりました。彼らの所属は、〝Department of Sedation & Special Care Dentistry〟という名称でした。「鎮静法科および特別な管理をする歯科」、すなわち日本でいう「特殊歯科治療部」あるいは「障害者歯科室」「全身管理科」にあたるものでしょうか。イギリスでは歯科医師は法律的に全身麻酔をかけられないので、鎮静法で対処していました。補助に付くのは〝Dental Nurse〟と呼ばれ、日本では歯科衛生士に相当する地位と思われます。

広い部屋にパーティションで区切られたユニット（診療台）がたくさんありました。この診療室ではNational

Health Service の患者を受け入れているようでした。あるユニットでは、初診の患者に笑気吸入鎮静法をしようとしていました。患者は中年の男性で、よく説明もせずに始めたうえに鼻呼吸ができていないため効果が得られず、笑気吸入鎮静法は断念していました。また、初診の患者にミダゾラムの静脈内鎮静法を用いて抜髄をしようとしているユニットがありましたが、局所麻酔がなかなか効かず、痛みのため声を上げる度にミダゾラムを追加投与して、患者はドロドロになっていました。――大丈夫でしょうか。

歯科医師対象の静脈内鎮静法の講習会のテキストを見せてもらいましたが、危機管理に関しての記述が少ないようにも感じました。

そのうちお昼になり、だんだんお腹がすいてきました。昼食に誘ってくれるとばかり思っていたのですが、なかなかその話が出ません。たまりかねて、「こちらはどこで昼食をとるのですか?」と尋ねたところ、大学の食堂を紹介されました。普通は、「それでは一緒にお昼を食べましょう」となると思ったのですが、そんな様子はなく、熱心に食堂の地図を書いているのです。私から昼食に一緒に行ってくれるよう頼めばよかったのでしょうが、デビュース先生は私と目を合わせませんでした。仕方ないので、一人で食堂へと歩き出しました。地図が悪いのか、私の方向音痴のせいなのか、食堂がなかなかわからず、何人にも聞いてやっと食べ物の匂いがした時は食欲がなくなっていました。翌日もお昼になって私が食堂へ行った後、クレイグ先生とデビュース先生は楽しそうに連れ立って、お昼ご飯を病院の外に食べに行っていました。

「ガイ大学歯学部の学生に、医学部麻酔科教授が心肺蘇生の講義と実習をする」とクレイグ先生がいうので、丁重に見学させてほしいとお願いしましたが、教授を紹介してくれるだけにとどまりました。今までクレイグ先生に限らず、私の願いを聞き入れてくれないのは私の英語力不足のせいだと思っていましたが、案外相手も私の英語が通じないふりをして、無視していると思いました。

　ガイ大学歯学部病院でも、全身麻酔下の歯科治療を見学しました。麻酔はスリランカから来た医師がかけていました。いろいろ話した中で、「今度、学会を主催する」と話すと、

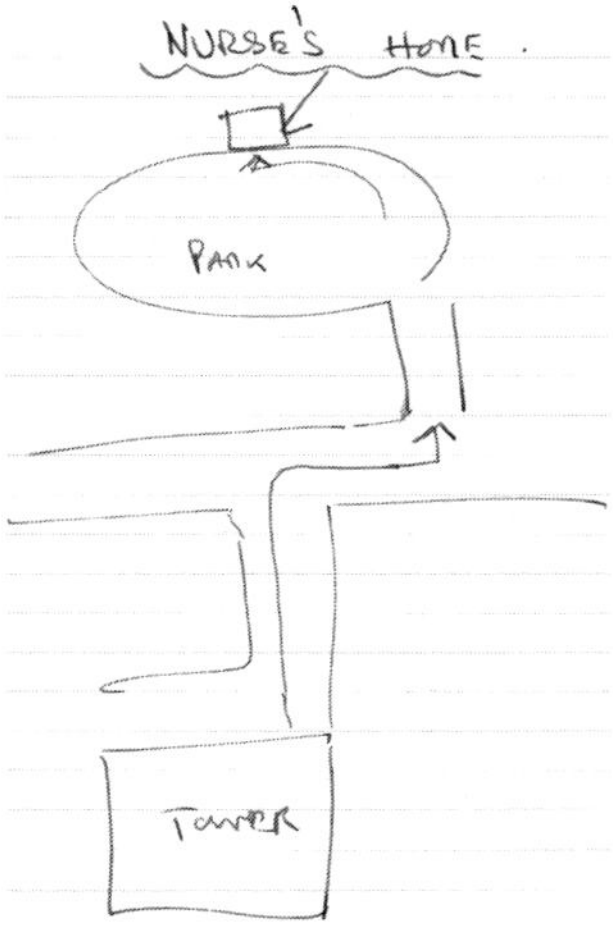

デビュース先生の書いた食堂の地図。これではたどりつけませんね

「特別講演に自分を呼んでくれ」としつこいのには閉口しました。なんとか切り抜けましたが、もうこの病院にはこれ以上いたくないと思いました。クレイグ先生に断りを入れて、ガイ大学歯学部病院の研修を終わりにしました。

日本人のA先生に「ガイ大学の先生方が昼食に誘ってくれない」と愚痴をこぼすと、「それは、はっきり一緒に行ってくれといわないからだ」といわれました。A先生にいわせると、イギリス人はアメリカ人と違って、初めから陽気に友達面をしない代わりに、仲良くなれば腹の底までみせてくれる人種だそうです。

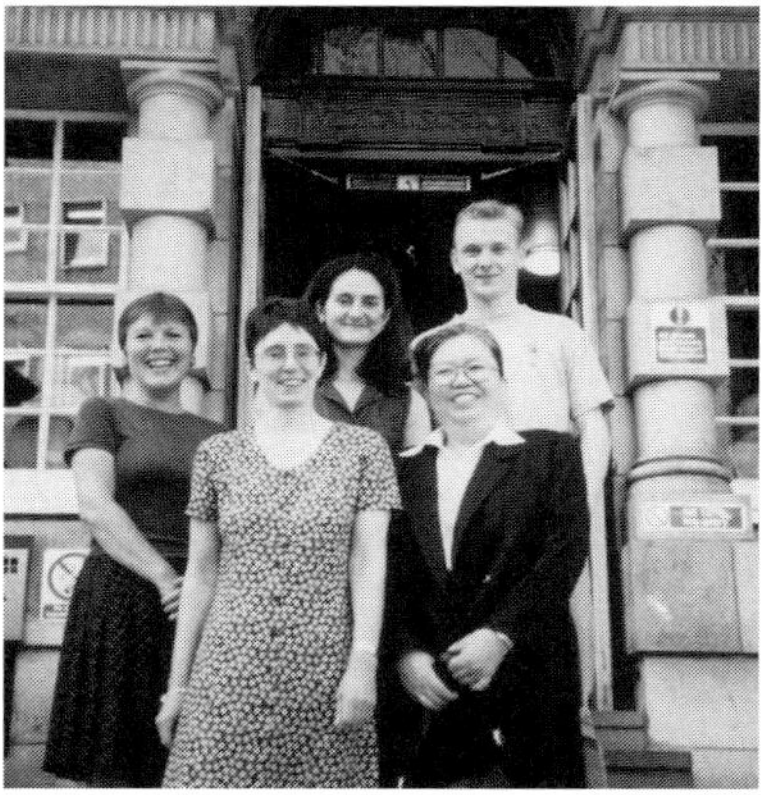

ファイル先生（左から２番め）

ついでに、ガイ大学薬理学のファイル先生から返事が来ないことを相談すると、「手書きで書いた手紙など秘書の所で捨てられている」といわれました。権威主義だから大学の"Letter head"のついた立派な紙にタイプで打った手紙でないと受けつけてくれないとのことでした。

日本では私も“Letter head”のついた便せんを作っているので、「見学に行きたい」との文言を長崎大の医局で打ち込み、送ってもらい、サインをしてファイル先生に送付しました。

また、日本の郵便局は国民から絶大な信頼があり、郵便物が届かないことはありませんが、イギリスの郵便局はいい加減だから、切手も“First class”というのを貼らないと確実に届かないとのことだったので、進言に従って手紙を送りました。すると、間もなく“First class”の切手の貼ってある封書で返事が来て、やっとファイル先生に会えることになりましたが、もう五月末でした。

ファイル先生は清楚で賢そうな思い描いた通りの人でした。定温に保たれている動物飼育室、実験室、研究室、大学の博物館などどれもすばらしいものでした。室内の写真撮影は断られたので、建物の外で集合写真を撮りました。

われわれの研究への示唆を頂き、先生の講演も聞くことができ、とても有意義でした。残念なのは、実験を十分にみられなかったことでした。しかし、ガイ大学薬理学での待遇は私が望んだ通りで、共通の研究・論文という「鎧」を私が着ていたからだと思いました。このような準備が大切であることを、帰る間際に思い知ったのです。

——イギリスを去る前にスコットランド地方に旅行した時のことです。日本語のツアーは価格がとても高いので、英語のツアーに参加しました。アメリカ人とオーストラリア人が半々くらいでした。オーストラリア人夫妻の夫の顔に鼻を中心とした潰瘍がありました。いつ見てもうっすら出血し、もしかして悪いものではないかと思っていました。しかし、彼はいつも陽気で釣りがとても好きだと歌うようにいっていました。私が、「fisherman（漁師）か？」と聞くと本当かどうか疑問でしたが、いつも「そうだ」と答えました。夕方ホテルに帰ってバーで一息つく時、いつも彼はすぐギネスを飲むのです。私も「ギネスを飲むのはfisherman の policy（方針）ね」といって、同じギネスの杯《さかずき》をあげて飲みました。続いて彼はスコッチウィスキーをおいしそうに飲みます。私はやはり、同じスコッチを注文して「今度はfisherman の philosophy（哲学）ね」といって杯をあげたのでした。こうして、ずいぶん彼とは飲みました。

最後の晩に、妻から「鼻の潰瘍が実は『がん』だ……」と打ち明けられました。医師からは、「手術で顔をだいぶ取らなければならない」といわれたので、その前に旅行をしようと思いイギリスに来たとのことでした。さらにこの後、ニュージーランドに寄るといっていました。白人は黄色人種に比べて皮膚がんになる確率が高いそうです。特に彼のように釣りが好きで、予防も何もせずに太陽に皮膚をさらすと、かなりの確率でがんが発生するのです。イギリスのテレビでは、暖かくなるとすぐに子どもの皮膚がんを予防するための塗り薬の宣伝をしていました。それにしても、命に関わる病気というのにずいぶんのんびりしていると感心し、心配もしました。

また、イギリスで忘れられないのは、友人に切符をもらってテニスのウィンブルドン選手権の試合を見に行ったことです。センターコートの切符で何回戦だったか定かではありませんが、初めは女子でアランチャ・サンチェス、次に男子でマイケル・チャンでした。それぞれの相手は聞いたことのない名前だったので、思い出すことはできません。チャンはどんな所に来たどんな球も、くるくるコマネズミのように拾いまくっていました。チャンの顔をテレビで見る度に当時の機敏な動きが思い出されて、胸が熱くなります。

イギリスには深く大きな森林や高い山はありません。バス旅行をすると、見渡す限り緑の野原です。なぜ、森林が育たないかというと、一つは戦争によって森林を焼き払ってしまったこと、もう一つは産業革命で木を切りすぎてしまったことが原因のようです。一度、森林をなくしてしまうと二度と森林は育ちません。森林の大きな木の根元には水分が含まれ、若木にとって時には日よけに、また水も補給してくれるのです。後からいくら若木を植えても、大きな木の保護がなければ直射日光にさらされ、水不足ですぐに枯れてしまいます。したがって、〝forest〟といえるほどの森林は育たず、せいぜい〝wood〟程度の森が点在しています。〝wood〟と〝forest〟の違いは定かではありませんが、英会話を習った時、「週末、何をしたか?」と聞かれて「森で散歩をした」と答えた時に〝forest〟を使ったら、「あなたの行った所はせいぜい〝wood〟よ」といわれたので、「〝forest〟とはかなり大きな森林である」と理解したのです。

それはともかくとして、バスの窓からみて「緑の野っ原に白茶けた岩がごろごろあるな……」と思ったら、羊でした。近くで羊を見ると、実に効率の悪いやり方で少しずつ一心不乱に草を食《は》んでいます。またある時は、「この地方はやけに山羊が多いな……」と思ったら、毛を刈られたばかりの羊でした。この程度の鑑識眼しかないのに、批判してもらいたくないとイギリス人は思うでしょうが、当時の私を取り巻く環境は概ね厳しかったので、心の中で毒づくくらいは許してほしいと思いました。

イギリスで会った先生、特に指導的立場の方は、私が英語をよく理解できないと思ってかなり素を出して対応していたと思います。もちろん、英語を流暢に話すことはできませんでしたが、相手のいっていることを少しも漏らすまいと全身を耳にしていると、不思議なことにちょっとした英語のいい回しや、助動詞の使い方等で微妙なニュアンスが鮮明に伝わってきました。

――それでも散々な目にあったにもかかわらず、イギリスは大好きです。

今、「外国の中で行きたい都市は?」と聞かれたら、間違いなく「ロンドン」と答えます。古いものと新しいものが混在し、地下鉄やバスが発達しどこに行くにも便利で、たくさんの人がごちゃごちゃしてにぎやかで、公園や緑も多く、コンサート・バレエ・オペラ・ミュージカルが最高レベル、端的にいえば何でも手に入る所がすばらしい。「イギリスの食べ物はまずい」という人もいますが、野菜や果物はとてもおいしく、その辺で簡単に買えるサンドイッチやチーズがべらぼうにうまかった。ビールにもフィッシュアンドチップスにも十分満足しました。

イギリスでは基本的には自炊で、和食を作っていました。ご飯は小さな粒のイタリア米を鍋で炊き、肉じゃがの肉はコンビーフを使いました。栄養不足かなと思ったら、チャイナタウンで中華料理をしこたま食べ、日本語が懐かしくなったらＮＨＫニュースが流れる「さくらレストラン」へ行きました。

食べるもので困ったことといったら、水とワインが運ぶのに重かったことくらいです。それよりも困ったのは、一人でパブやレストランに入ることでした。パブにはどうしても行きたいと思っていました。キャロルの紹介してくれた伝統あるパブに夜は混んでいると思ったので、昼に行くことにしました。扉を開けて中に入ると、明らかに退職したらしい、昼間からビールをちびちび飲んでいるに違いないおじいさんたちが一斉に私を見ました。席に着いても店の人は注文を取りに来ません。おじいさんたちの遠慮ない視線の中、勇気を出してカウンターまで行き、ビールを注いでいる店の人に「初めて来たけど、どうすればいいの？」と聞きました。ビールは飲みたいものをカウンターでいってもらえばすぐ注ぐし、食べ物は注文してもらえば席まで持って行くということでした。ビールとフィッシュアンドチップスを頼みました。「ビールは何がいいか?」と聞かれましたが、ビールの名前などわかりませんので"Brown one"といったら、冷えたラガービールが来ました。フィッシュアンドチップスはもちろん、付け合わせのグリーンピースがめっぽううまく、ビールは当然おかわりをしました。その後、パブには一人では行きませんでした。

イギリスでしたかったことの一つに、読書がありました。「英語が上達したければ英語を話す恋人を作るのが一番で、次に英語のエロ本かミステリーを読むことだ」と聞いたことがあります。せっかく英語圏に来たのだから、英語が上達したいと思いましたが、恋人を作るのもエロ本を探すのも困難を極めると思い、ミステリーを読むことにしました。手始めにアガサ・クリスティーのミステリーを読み、英語に慣れてきたところで麻酔の専門書を何冊か読破しようと意気込んで街の本屋に行くと、ガーデニングの本がうず高く積まれ、その他の本はわずかに肩身が狭そうに並んでいるだけでした。日本の本屋は文学やミステリー等、分野に分けて並べてありますが、イギリスの本屋はそうではありませんでした。それでも目を凝らしてアガサ・クリスティーを探したのですが、いっこうに見つかりませんでした。そのうち背表紙に〝I am a cat〟という本が目に飛び込んできました。いくら漱石にゆかりがある土地といっても、ロンドンくんだりまで来て「我が輩は猫である」もないだろうと何も買わずに帰宅しました。そこで、日本でいう紀伊国屋や丸善に匹敵する大きな本屋に行きました。この本屋なら、分野別に本を分けてあるだろうと思ったからです。ところが、分野別になってはいるのですが、どんな分野なのかさっぱりわからず、上の階から下の階まで何度往復しても麻酔関係の本はおろかアガサ・クリスティーの本を見つけることができませんでした。「そうだ、畳や障子を英語で何ていうか学ぶだけでも意義があるのでは」と思い直して、街の本屋で〝I am a cat〟を買いました。しかし、英語で畳は〝tatami〟で、障子は〝shouji〟でした。おまけに、漱石の軽妙洒脱な筆致の香りが微塵も感じられないごつごつした英語で、読み通すことができませんでした。英語の本で買ったのはこの1冊だけでした。

――イギリスはこの年（一九九七年）、エリザベス女王が70歳になってお祝いの馬車のパレードがあり、皇太后が１００歳になって娘のエリザベス女王からのお祝いの電報を楽しみにしていることが新聞に載り、労働党のブレア首相が誕生し、ダイアナ妃が交通事故で亡くなりました。

コーヒーブレイク

ピリオドリターン（period return）

日本でいうと、2、3日間くらい有効期限のある割安の往復乗車券のことです。日本では指定席で行きたければ、さらに指定席券を買うので、乗車券を買っただけでどの列車で行って帰ってくるのかを窓口で聞かれることはありません。イギリスでは、ピリオドリターンを買うと、行きは乗る列車を指定し乗車券に印字されます。さらに、帰りはいつ、どの列車か聞かれます。有効期限内に帰れば良い往復乗車券にすぎないのに「何でこんなことを聞かれなければならないのか。大きなお世話」と思った私の後輩はパニックになったそうです。習慣的に聞いてくるだけの話で、「まだ決めてない」とか〝I have no idea〟でＯＫと入れ知恵されていた私は、難なくこの関所を通りました。

♪サンドイッチ屋

下宿していたハイゲイトの駅の近くに、サンドイッチ屋がありました。具材がたくさんあって、自分で組み合わせを選ぶことができました。パンも具材もとても美味しく、「イギリスの食べ物はまずい」といった人を嘘つき呼ばわりできるくらいでした。陽気な店主はいつも「○△×ー?」と話しかけてきましたが、さっぱりわからず、適当に〝Yes, yes〟と答えていました。ところが、イギリスに来て5カ月目、初めて〝Salt and pepper?〟とはっきり聞こえました。「塩と胡椒はいるかい?」とはサンドイッチ屋としては当然の質問ですから、状況を考えてもっと早くわかってよかったはずです。それからというもの英語がすんなり耳に入ってきて、電話で音楽会の切符も買え、ウェールズ人とも自由に話せました。

❋キューガーデン（Kew Gardens）

ロンドン西方約10㎞、テムズ川の南岸にある世界的に有名な植物園です。広大な敷地に花が咲き乱れていました。特にローズガーデンは見事でした。ベンチに座ってあたりを見渡していると必ずリスがよって来て、食べ物をせがみます。甘いクリームを挟んだビスケットが特にお気に入りのようで、人間の手から前足でつかみ取り、むさぼるように食べます。写真を撮る時ストロボがたかれたのに、全く気にする様子もなく食べ続けていました。キューガーデンには晴れた日に気分転換に何度か行きました。ある時、長崎の市民オーケ

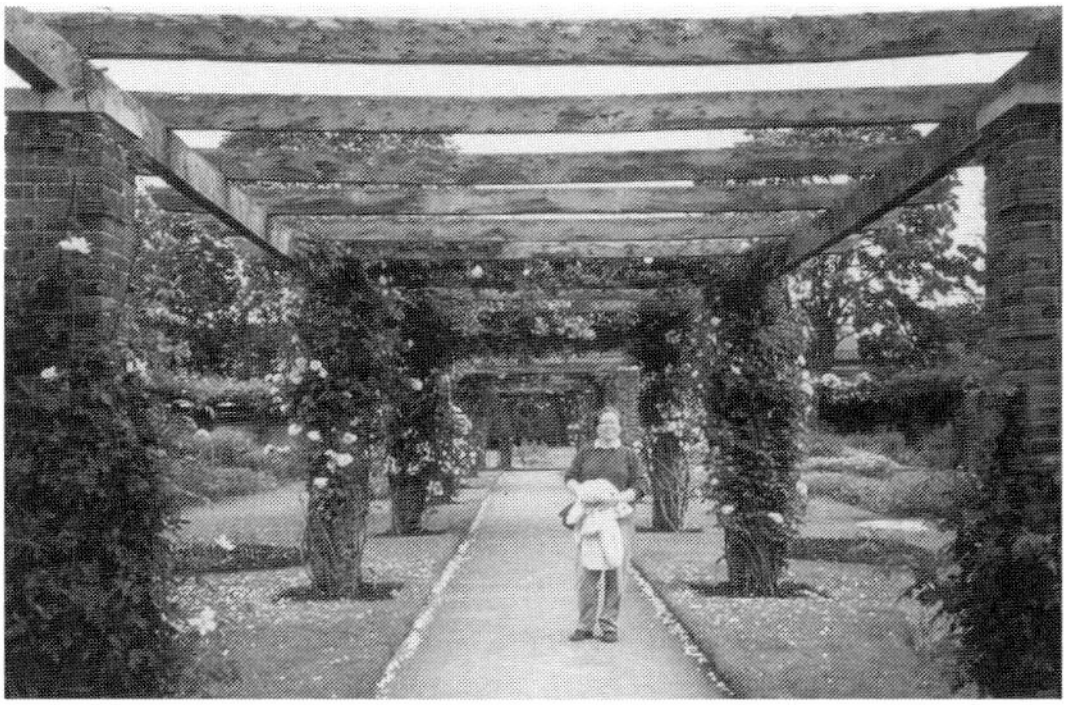

Kew Gardens のローズガーデン

ストラの友人が送ってくれたカルメンのテープ（私も演奏に加わりました）をベンチでくつろぎながら聴こうと勇んで行ったところ、電池が切れていました。植物園の中の売店に乾電池はなく、結局聴くことはできませんでした。仕方なく、ベンチに腰掛けると早速リスがよってきて後ろ足で立って食べ物をもらう体勢をとりました。

――そういつもいつも食べ物がもらえると思ったら大間違い、当てが外れることだってあるんだぞ。リスをにらみつけて当たり散らしました。リスはしばらくたたずんでいましたが、やがてあきらめて去って行きました。私も急につまらな

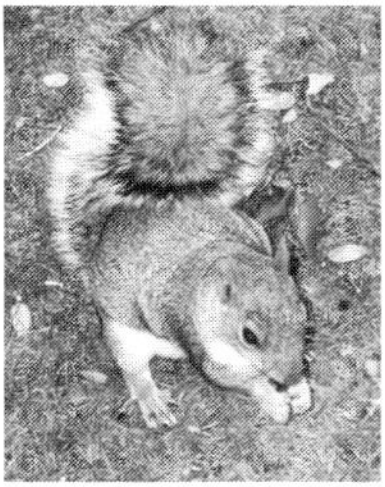

ビスケットをほおばるリス

くなって早々に家路につきました。

†カール・マルクスの墓

下宿が決まって大家のキャロルが彼女の車でスーパーマーケットに連れて行ってくれたので、当面の食料を買い込みました。5日もするとなくなってしまい、一人でハイゲイトのうろ覚えの道をスーパー目指して出発しました。どう行ってもだんだん寂しくなってきて、店があるようには思えませんでした。犬を連れたおじさんがあちこち行ったり来たりしている挙動不審な私を興味深げに見るので、思い切って「買い物したいのでお店を探している」といいました。「墓地にでも行くのか……」といわれて、何のことやらわからずになおも進みました。途中若い男性に道を聞かれました。――私なんかに聞いてどうする。

毒づきながら歩き続けた先に本当に墓地がありました。中を散策するとカール・マルクスの墓がありました。若い男性の行きたかった所はここ

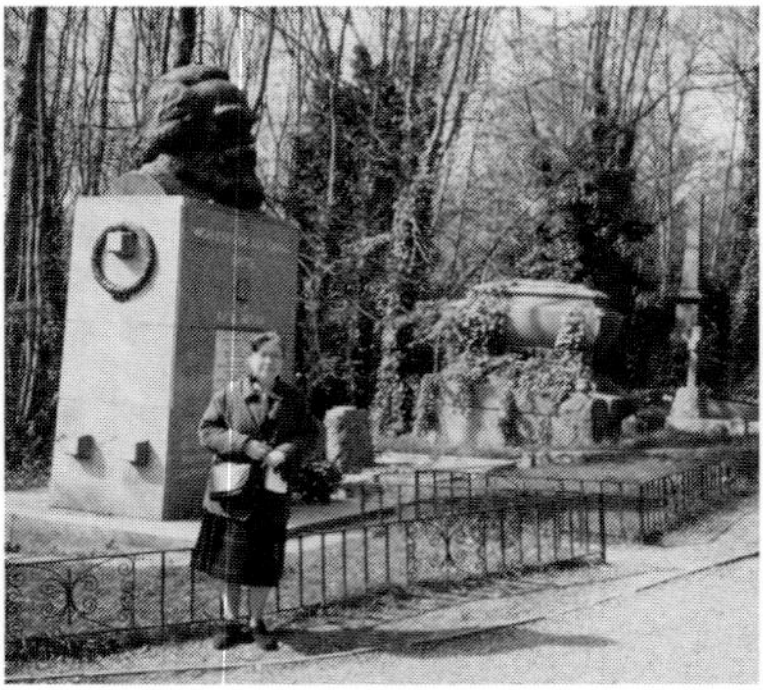

カール・マルクスの墓

だったのかもしれないと思いました。いくら世間に疎い私でもマルクスがドイツ生まれの共産主義革命家くらいは知っていましたが、ここに眠っているとは驚きでした。昔からロンドンは政情不安定なヨーロッパ各地から来た亡命者の終着点のようで、間口は狭いけれど奥行きが深いと感心しました。

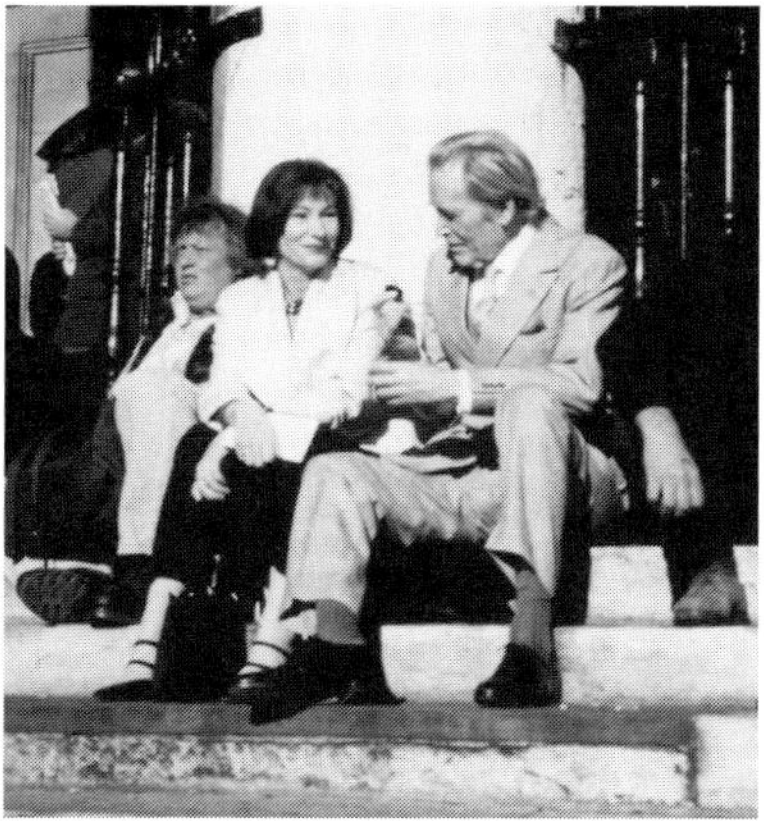
ロンドン街中でのピーター・オトゥール

ピーター・オトゥール

　ロンドンの街中でピーター・オトゥールを見かけました。一緒にいた友人が先に気がついたのですが、オーラがものすごく出ていました。すぐにアラビアのロレンスの数々の場面とともに彼の憂いに満ちて凛とした顔のアップが思い起こされました。映画は高校生の時に見たと思います。彼は結婚して子どももいるというのに、私の中ではなぜかゲイという認識でした。あまり女性に触れてほしくないという願望か、あまりにも性を超え毅然としていたのか、清潔なイメージがあったせいなのかよくわかりませんが……。でも、この時は素敵な女性と一緒でとてもいい雰囲気が伝わってきて、がっかりするよりむしろよかったなと安堵しました。

タイムアウト（Time Out）とA to Z

ロンドンで暮らすにはタイムアウト（タウン誌）とA to Z（地図）は欠かせません。毎週火曜日に出るタイムアウトを待ちかねて、すぐ買いに行きました。まず見るのはクラシック音楽のページです。オーケストラ、室内楽ありとあらゆるものをチェックします。ついで、オペラ、バレエ、ミュージカルも見ます。優先順位をつけて切符を購入します。ミュージカルを観つくしてしまっていた時、ドラマの欄に"The Woman in Black"というのが目に留まり、聞いたことがないから新作ミュージカルかと思い観に行きました。なんか雰囲気が違うなと思いましたが、小学2年生くらいの集団がどやどやと入って来たのでいかがわしいものではないと安心しました。内容がさっぱりわかりませんでしたが、どうやらホラーのドラマらしく、子どもたちがキャーキャー怖がるので、一緒になって楽しく叫びました。

A to Zはいわずと知れたロンドンの地図帳です。これが手に入ってからというものは、方向音痴の私もすいすいと目的地に行くことができました。

三　オーストリア

七月一日にオーストリアのウィーンに移動しました。空港には友人が紹介してくれたエベリンさんが、息子のシモン君と運転手つきのベンツで迎えに来てくれました。エベリンさんはオーストリア人で主に通訳の仕事をし、夫が日本人なのでドイツ語、英語はもちろんのこと、日本語も堪能でした。着いたばかりで心細い時にエベリンさん所有のフラット（２ＤＫの部屋）を借りることができたのは幸運でした。また、ラジオも貸してくれ、テレビも貸してくれるはずでしたが、テレビはついに来ませんでした。ラジオはBlue Danube Radioという番組にチャネルを合わせて、これだけを聴いていました。この番組はドイツ語と英語とフランス語の３カ国語が聴こえてきます。――余談ですが、八月三十一日にダイアナ妃が交通事故で亡くなったと聞いたのもこの番組でした。

ロンドンは何十年来の寒波で例年よりとても寒かったのに、夏は涼しく冷房がほとんど要らないといわれたウィーンは反対に暑い日が続きました。ウィーンはきれいな街だけれどロンドンと比べると田舎町で、のどかな感じでした。市電や地下鉄が便利で1カ月のパスを買って乗り回していました。何もすることがなくて寂しい時は、市電をメリーゴーランドに見立て何周も外を見ながら乗っていました。観光馬車もまだ走り、あちこちに馬糞が臭いを放っていて、ロンドンの犬の糞と双璧でした。

九月にはエベリンさんの紹介で長期滞在型のホテルに移り、テレビが見られるようになりましたが、ドイツ語だったのでスポーツ番組と漫画しかわかりませんでした。私は大学でボート部に所属していたので、女子ボートの競技はことのほか面白く、楽しく見ました。朝食は用意しなくてすむので、楽になりました。昼食は外でとり、夕食は簡易キッチンがついていたので簡単に済ませました。

招待状を書いてくれたビンダー先生は、ウィーン大学医学部の腫瘍学の教授で初めて会いに行った時、昼食は日本食レストランでした。ビンダー先生は大の日本びいきで、納豆も食べられるし、日本料理の名前もよく知っていました。私は、「いかにクラシックの音楽が好きか、本当は10カ月全部オーストリアで過ごしたいくらいだ」と熱く語ったのですが、先生はいっこうに話に乗ってきませんでした。それどころか、日本料理店なのでBGMに琴や尺八の音が流れ、ちょうどお琴が「お祭りマンボ」に変わった時、「日本にこんなにいい音楽があるのに、何で日本人は西洋音楽に群がるのか理解できない」と嘆くのでした。デザートにクリームあんみつを食べて、この日は終わりました。

ビンダー先生は料理も得意で、左利き用の柳刃包丁を持っていると自慢していましたが、

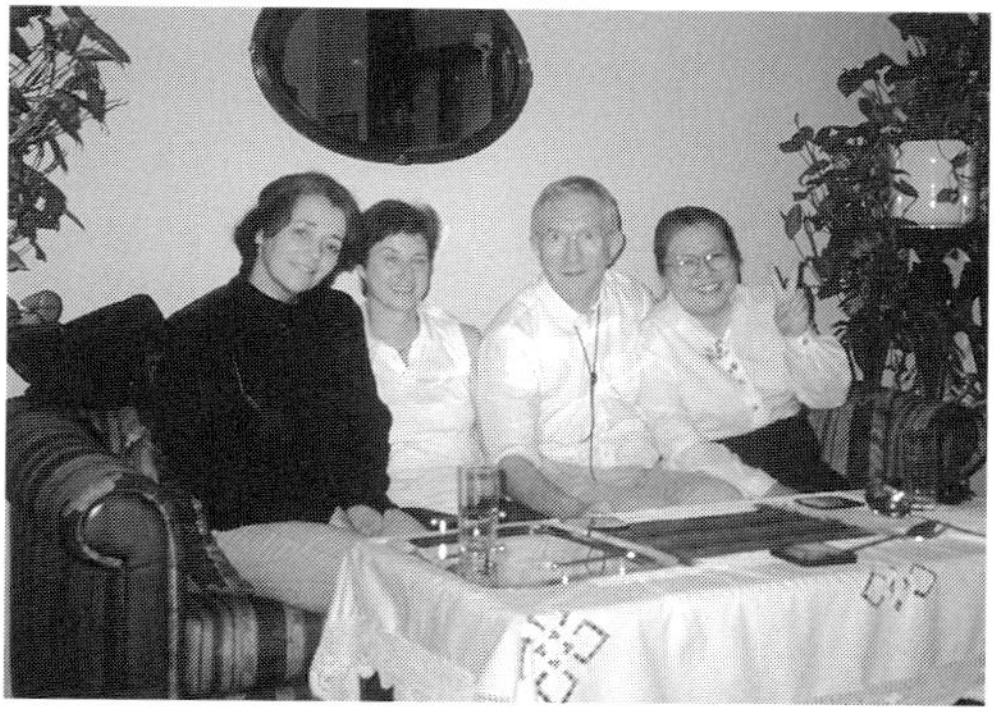
ビンダー先生（右から２人め）のお宅で

ある時、自宅に友人と一緒に私を招いて、オーストリア料理をごちそうしてくれました。食後に、新茶を熱湯で淹れていたので、熱湯をさまして淹れ直してあげたら皆がおいしいと喜んでくれました。お茶の淹れ方を知っていてよかった！

——何年か後にビンダー先生が学会で来日した時は、長崎まで来てもらいました。長崎原爆資料館を見て稲佐山に案内する車の中で、「戦争を終わらせるために原爆を使ったなんて間違っている」と怒っていました。先生のリクエストに応じて鮫島有美子の日本の歌曲のＣＤと瓶田（ビンダーと読ませる）の印鑑を差しあげました。日本料理を何でもおいしそうにお箸で上手に食べていましたが、穴子御飯（穴子の天ぷらを細く切り、万能ネギを散らし、甘辛い醤油たれをかけたご飯）が特にお気に入りで、お代

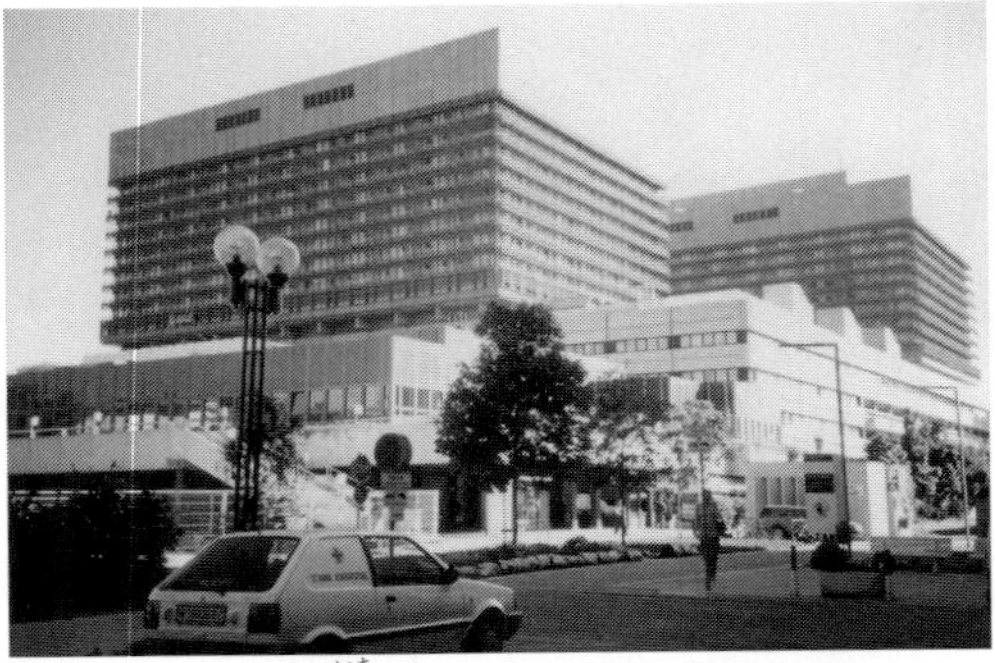

ヨーロッパ一《いち》のウィーン大学医学部病院

わりをしていました。

　ウィーンは地震がないので、立派で古い大きな建物が林立しています。ロンドンも同じで、水や電気をたくさん使う現在の病院にはとても合いません。以前ウィーン大学医学部の病院だった建物は、文系の学部用に改修していました。現在のウィーン大学医学部病院は、ウィーンの中心から外れた所にショッピングセンターを併せもち巨大都市のようにそびえ立っています。ヨーロッパで一番大規模とのことでした。階ごとが特有の色で、麻酔科のある階は鮮やかなオレンジ色、手術室もオレンジ色が基調でした。

　ビンダー先生の紹介で、麻酔科のラックナー教授に会いました。麻酔の導入は見損ないましたが、手術室、回復室、ICUを見学しました。手術室には麻酔をかける専門の部屋があり、手術室のような立派なモニターが並んでいました。しかし、回復室に行くにもこの部屋を通らなければならないので、イギリスで見たような次々と患者を手術室に入れる流れができず、どうやら使っていないと思われ、宝の持ち腐れのようでした。

ラックナー先生はあまり英語が得意でないらしく、すぐに主に痛みの臨床・研究をしているドイツ人のクレス教授に私を押しつけました。クレス先生の英語はとてもわかりやすく、私の英語も理解するよう努力してくれました。「お互いネイティブじゃないですものね」と顔を見合わせて確認しました。

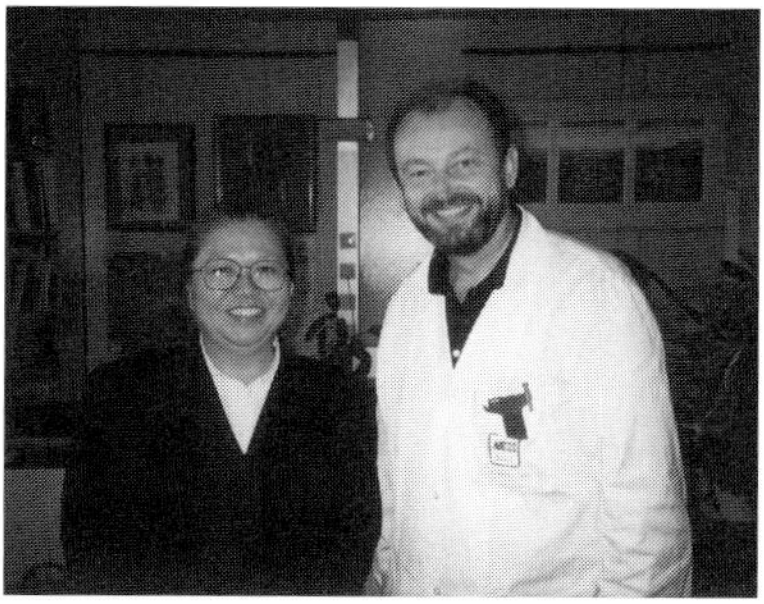
クレス先生

クレス先生はさらに歯科口腔外科の麻酔を担当しているクノーレ先生を紹介してくれました。クノーレ先生もクレス先生が連れてきたドイツ人で、英語がとてもわかりやすく助かりました。歯科口腔外科は巨大都市ような病院より少し離れた、別の建物でした。歯科診療の全身麻酔はこの中の手術室で行っていました。患者は衣服を脱がず、靴もはいたままカバーをして手術台に横たわります。衣服を完全に脱がさないで、心電図、血圧計、パルスオキシメーターを装着します。麻酔器は、患者の頭頂部が12時で足が6時とすると、4時の位置にあります。通常は左手でマスクを顔面に密着させ右手で換気をするので、麻酔器は10時くらいの位置です。4時は口腔外科や歯科診療の時、術者に術野を渡し、麻酔科医が麻酔の維持中にいる位置です。換気はどうするのか見ていると、別の麻酔科医が換気をしていました。

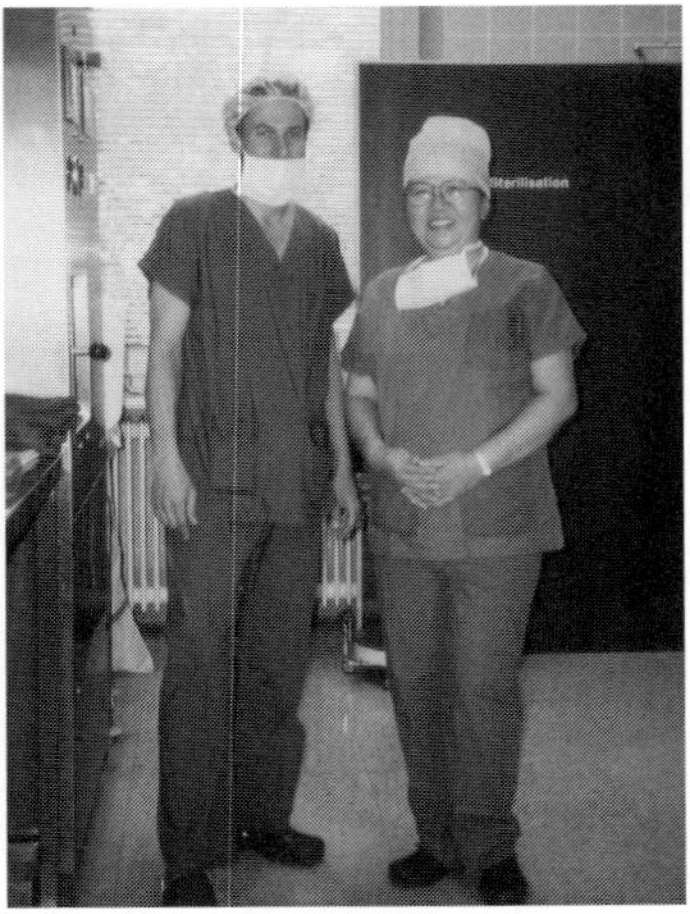

クノーレ先生と歯学部の手術室の廊下で

　トルコ人の恋人がいるという、オーストリア人女性の麻酔科医が換気をする時、全く呼吸が合わず、クノーレ先生は怒って呼吸バッグを取りあげていました。この女医は後で私に、「あの麻酔器はあの日初めて触ったから、わからなかった」といいました。喉頭鏡の灯も暗い、気管チューブの選択もいまいちで、全般に準備が悪くひやひやしました。

歯科口腔外科の手術室には手術をするための部屋が2つ、中央材料室、消毒室などがある立派な施設なのにトイレがありませんでした。白衣がない私は、トイレに行くには術衣から自分の服に着替えて、手術室を出なければなりません。患者が土足で着衣のまま入って来るのに、一部だけを厳密に清潔にしても意味がないと思うのですが、なぜトイレがないのか全く理解ができませんでした。クノーレ先生は、怒ったついでではないでしょうが、「同じドイツ語を話す民族でも、オーストリア人はドイツ人にコンプレックスを持っている」といっていました。静脈内鎮静法についても、適応症から方法まで話し始めると留まる所を知らず、「ドイツ人っておしゃべりなんだ」とつくづく思いました。

クレス先生は、「本来なら自宅に食事に招きたいけれど、単身赴任なのでレストランで夕食をご馳走したい」といってAudiでホテルまで迎えに来てくれました。ボーン先生の車の方が快適だったのは車ではなく腕の差かもしれませんが、日本に帰ったら、AudiではなくBMWを買おうと思いました（結局買ったのはBenzでしたが……）。食事はオーストリア料理でたいそうおいしく、会話も弾みました。

クレス先生はビュルツブルグ出身とのことでした。私はシーボルトがドイツのビュルツブルグの出身と知らなかった、クレス先生はシーボルトが長崎にいたのを知らなかったことに驚きました。話がさらに盛り上がったのは、クレス先生も私も大学時代ボート部だったからでした。

面白かったのはクレス先生のイギリス批判「島国で、昔の遺産だけで食っている落ちめ、というより落ちてしまった帝国」でした。ドイツ人の鼻息はどこまでも荒く、おしゃべりも際限なく続きました。この時ばかりは、私もよく食べ、よく飲み、よくしゃべり、お腹も心も十分満足しました。

——オーストリアにいる時に医歯薬出版社から、「歯科麻酔学」の書籍の中で私が執筆を担当した局所麻酔の原稿にオリジナルでない部分があるので書き直してほしい旨、依頼がありました。パソコンを持って行かなかったので、当然手書きになります。オーストリアには400字詰めの原稿用紙などありませんが、薄い青線の方眼紙のようなものがみつかりました。これは字数を数えるのに便利かと思いましたが、あまり役に立ちませんでした。おまけにできあがった原稿をファックスで送ったところ、この薄い青線を機械が拾ってしまい、送るのに莫大な時間を要しました。しかし、原稿を書くという知的作業はとても新鮮で、楽しみながらできました。なぜかというと、これまでずっと臨床を見学してばかりいたからです。

また、クレス先生から麻酔科の医局員に話をしてほしいといわれ、スライドも持って来なかったので一度はお断りしましたが、思い切ってやってみてとても良かったと思いました。
留学先にオーストリアを選んだ理由を「音楽が好きだから」といった時と、「ご清聴ありがとうございました」と教えてもらったウィーン訛りのドイツ語でいった時は笑いと拍手が起きました。

この時の医局員からの質問は、
①全身麻酔か、鎮静法かを誰がどのような基準で決めるのか？
②術前の評価・検査はどこまでするのか？
③術後管理の必要な症例にはどのようなものがあって、どうしているか？
そして、これが究極の知りたいことだったのでしょう。
④歯科医師が法律的に全身麻酔をかけてよいのか？
私は、歯科麻酔がなぜ歯科口腔外科領域で必要なのかを説明し、歯科麻酔認定医取得の条件を述べたところ、みんな「納得」という顔をしてくれたので、うれしく思いました。以後は外国に行く時は必ずその時々の目的に応じて、30分程度の講演ができるよう、スライドと原稿を用意することを肝に銘じました。

ウィーン大学で十分満足していたのに、大家のエベリンさんがある病院のロベルト・フィッシャー先生を紹介するといい出しました。断り切れず、エベリンさんから聞いた電話番号のフィッシャー先生に電話をすると、迷惑そうにエベリンなど知らないし私の名前も聞いたことがないというではありませんか。おそらく、間にもう1人いて紹介したのかもしれませんが、この頃は私もだいぶ図々しくなっていたので、食いさがり麻酔を見せてもらえることになりました。市電でウィーンのやや郊外の駅で降りてみると、右も左もわからず、とりあえず右の立派な建物に入ると、そこは国営放送局で警備員につまみ出されてしまいました。目指す病院は左で、ようやく受付にたどり着きました。立派な建物がたくさん建っていて、建物と建物の間もかなり広く、これを道一つと数えたものですから、教えられた角より早く曲がってしまい、さっぱりわからなくなりました。外に人が歩いていないので、建物に入って聞かなければなりません。なんとかたどり着いて履歴書をわたすとフィッシャー先生と同姓の先生で、その後、ようやくフィッシャー先生に巡り会いましたが、彼は麻酔科医ではなく、麻酔科の先生を紹介されました。その日は、翌日の麻酔の見学を約束して帰りました。

翌朝、麻酔の導入時間より前に病院に着いて受付に行ったのですが、面会人と間違えられて待たされてしまいました。ようやく話が通り手術室に入った時は、1例目の多数歯抜歯がちょうど終わったところでした。喉頭鏡のブレードが汚れていなかったので、気管挿管したのではなく、静脈麻酔で行ったのではないかと思われました。術後、無呼吸になってしまい、あわててパルスオキシメーターをつけていましたが、SpO$_2$が80%にとどまっている時間がとても長く感じ、ドキドキしました。

2例目は3歳ぐらいの男の子でした。予定表にはDの抜歯となっていました。看護師らしいお姉さんが男の子を膝に抱き、座位でマスクから酸素―笑気―ハロタンを吸入させていました。睫毛反射の消失をみて、開口し抜歯鉗子で抜いて、終わりでした。モニターは何もつけていませんでした。何事もなかったからよかったものの、もし命にかかわる重大な状態に陥った時は、麻酔の手落ちを問題にする前に全身麻酔下で歯を抜いたことだけが強調され、「歯を抜くための全身麻酔は危険だ」と短絡的にしかも声高に断定する人が出ても不思議ではないと心配になりました。

今まで、「歯科治療に全身麻酔を用いるのは危険だ」といわれてきた背景にはこのような事例もあったのではないかと疑ってしまいました。話を聞こうとすると、〝No English〟と手を振って、目も合わせず部屋を出て行ってしまいました。仕方がないので、とりあえずフィッシャー先生にご挨拶して病院を後にしました。

ウィーンではドイツ語がろくにできなかったのに、あまり生活に困ることはありませんでした。食料は近くのスーパーでほとんど事足りましたし、何よりも日本語が話せるエベリン一家が後ろ盾にいることが心の拠り所でした。エベリン家の太ってお腹が地面にこすれそうな、ダックスフンドの老犬ベッツイまでが愛おしく思えたほどでした。ウィーンを発つ時は、空港への道すがら、アルプスの山々が美しく青空に映えていました。

コーヒーブレイク

❏クリムト

約40年以上前に初めてウィーンを訪れて、ベルベデーレ宮殿にあるグスタフ・クリムトの絵を見て以来、彼の絵の大ファンになりました。中でも、有名な「接吻」を見た時の衝撃は今でも憶えていて、以後、私の心を捕らえて離しません。今回は何度も足を運んで、クリムトの世界に浸りました。

話は変わりますが、長崎大学病院の近所の商店街に居酒屋が何軒かあります。つぶれてはでき、できてはつぶれると目まぐるしく変わる中、留学から帰って新しくできていた一軒「とまと屋」はそこそこ広くて安いので、学生から大学の教職員までいろいろな階層の人たちが利用する居酒屋です。1つしかない「とまと屋」のトイレに入ってドアを閉めると、目の前にクリムトの「接吻」がありました。もちろんサイズも小さく、印刷されたものでした。あまりにも違った環境に置かれているクリムトを見て、店主のセンスをほめるべきか、不浄な場所に押し込められたクリムトに同情すべきかが頭の中をぐるぐる回り、ついついお酒が進み、勘定を払ったかどうか覚えていないくらい酔ってしまいました……。

❤トリスタンとイゾルデ

ウィーンっ子たちはオペラ座のどこの席が安くてよく聴こえるか熟知しています。日本からのお上りさんみたいに中央の席（Mitteloge）などは買いません。ですから、金に糸目をつけなくても、出演者がとびきりの人でない限り、切符が買えないことはありませんでした。

トリスタンとイゾルデは以前ミュンヘンで生演奏を聴いたことがありました。後世のあらゆるラブロマンスの原型といわれているそうですが、場面変換もあまりなく、トリスタンとイゾルデが交互に愛の歌をこれでもかこれでもかと歌っているという印象しかありませんでした。ワーグナーのオペラは上演時間が長いので、敬遠していたところ、友人の知り合いに急用ができたので持っている切符を売りたいといわれました。ボックス席の割に安いなあと思って買い、行ってみて驚きました。Proszeniumslogen という、日本語でいうと「前桟敷席」です。日本でも馴染みがあるこの席は舞台の横にあるので、役者の演技は観ることができます。しかし、ウィーン国立歌劇場のこのボックス席はオーケストラの横に

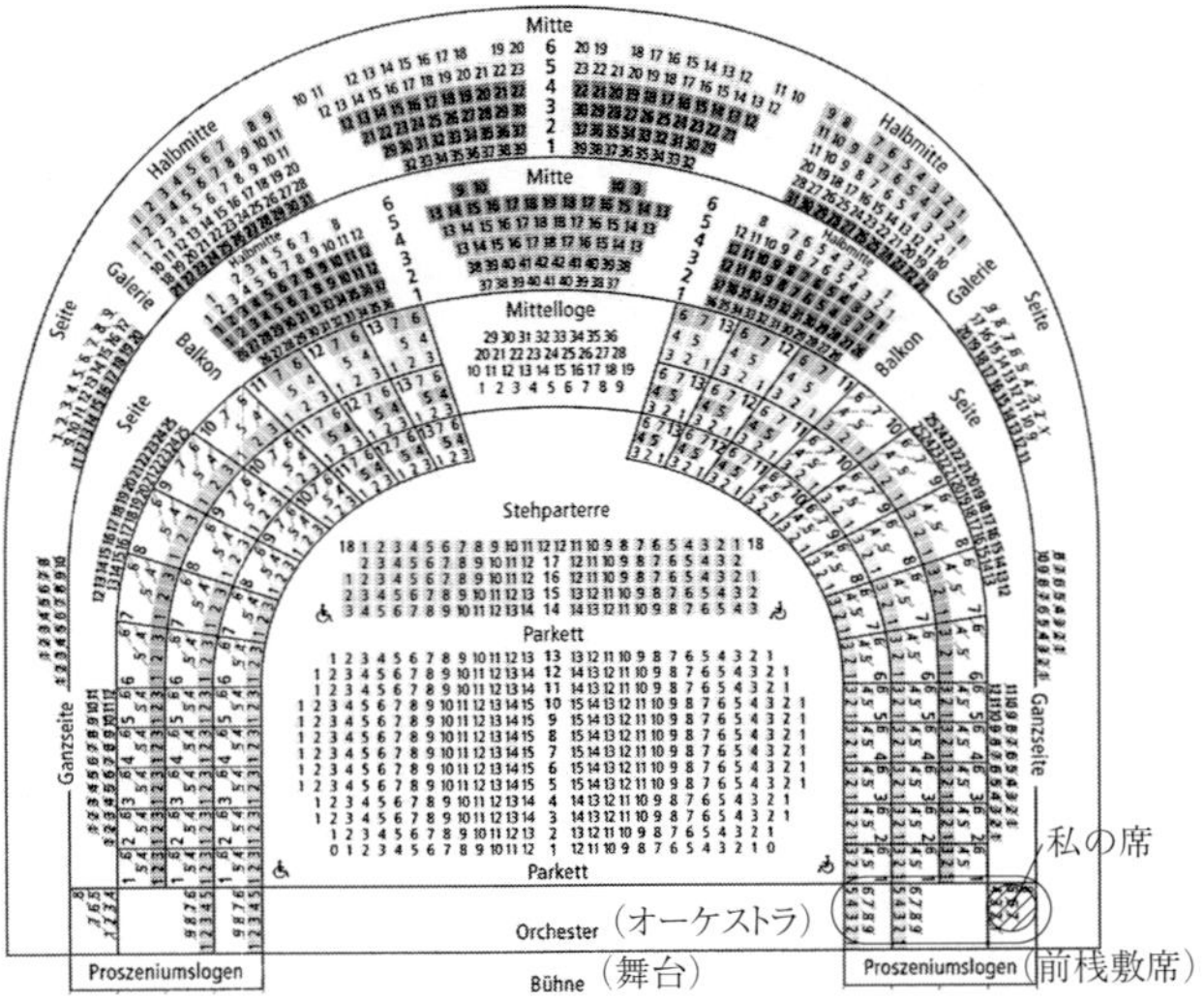

ウィーン国立歌劇場の座席

あり、私の席（Links：舞台に向かって左側）は3列目（一番後ろ）で、舞台は覗き込んでも見えません。首をのばしてようやく見ると、紗のような薄い幕が舞台いっぱいに下がっていました。薄いとはいっても障害物になりはしないかという心配をよそに、声はよく通っていました。しかし、舞台が全く見えないこの席の存在意義は何なのか、不思議でたまらず、前方に目をやると、最前列の人々は手すりから体をのめり出すようにしてオーケストラを見ていました。私もオーケストラを見ると、指揮者はあの世界的に有名なズビン・メータでした。コンサートマスターは首席のライナー・キュッヒルでした。チェロ奏者の名前は知りませんが、間違いなくトップの首席奏者でした。ウィーンフィル管弦楽団は1軍と2軍があって（もしかすると3軍、2軍にも入れない人々が大勢いるかもしれません）、オペラの時は案外へたくそな演奏をすることがあります。この晩は間違いなく1軍が演奏していました。しかも、ズビン・メータはライトがあたってやや青白い顔に汗を一杯浮かべて必死の形相で指揮をし、それに応えてオーケストラの演奏者も熱がこもり、まるで闘いのようでした。私もいつの間にか熱演に引き込まれて時の経つのを忘れてしまいました。最前列の1人が途中で帰ったところ、ボックス席の皆が私に座るよう勧めてくれ、初めて舞台の全容を見ることができました。主役の2人はかなりふくよかで、マグロが2匹、舞台に転がっているようでしたが、歌声はもちろんすばらしいの一言でした。気がついたら終わっていて、ワーグナーの上演時間がこんなに短く感じたことは初めてでした。

四　イタリア

食料を算段するのに疲れ果て、滞在が1カ月と短いという理由で、イタリアでの宿泊は長

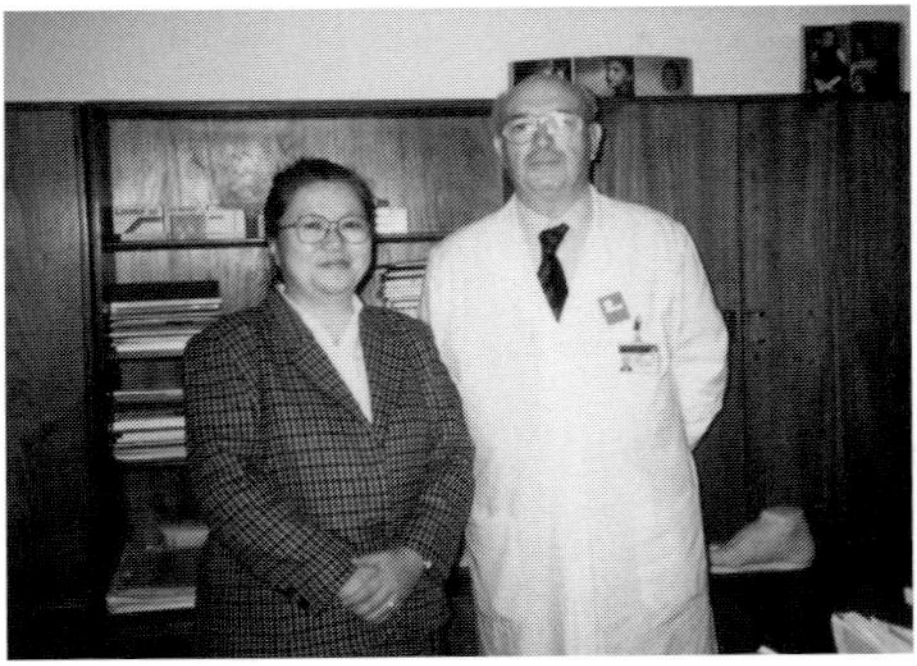

ミラノ大学学長

期滞在型のホテルにしました。朝は絞り立てのオレンジジュースを飲み、テーブルに出されたパンを全部食べ、カプチーノを飲みます。昼は、レストランでピザかスパゲッティ、夜はコンビニでジュースや水、クッキー、果物を買って軽くすませるというのが日常でした。夜は、友人から食事に招かれる以外は出歩きませんでした。この時期、ミラノのスカラ座ではまだオペラが始まらず、コンサートは何かやっているようでしたが、切符を手に入れる気力も失せていました。もっぱら昼間に美術館や教会巡りをしていました。ある美術館の女性用トイレは、「便座を他人と共有するのが嫌」というらしく、和式ほどしゃがみ込むのではなく中腰で用を足すスタイルでした。「イタリア人て案外癇性《かんしょう》（異常に潔癖な性質）なんだ」と思いました。イタリアでは、英語を話せる女性医師には会えなかったので（フランス語はどうかという女医はいましたが、やっぱりちょっとかじっただけのフランス語ではどうにもなりませんでした）、残念ながら詳細は不明でした。

ミラノ在住の日本人医師、M先生にミラノ大学歯学部を紹介してもらいました。これまでミラノも地震がなかったため、どの建物も古く大きく美しい。ミラノ大学医学部病院は、科ごとの美しい建物の集合体です。小児科、脳神経外科、耳鼻科、眼科等、それぞれ別々の建物なのです。したがって、手術室は科ごとにあり、麻酔科医はそれぞれの手術室に出向いて麻酔をかけるようでした。医学部病院では、脳神経外科の手術室を見学しました。脳腫瘍で、患者は座位でした。最新のモニターを駆使して慎重に行っていると誇らしげでした。フルモニターで、「真剣にやっている」と思いました。開頭も初めて

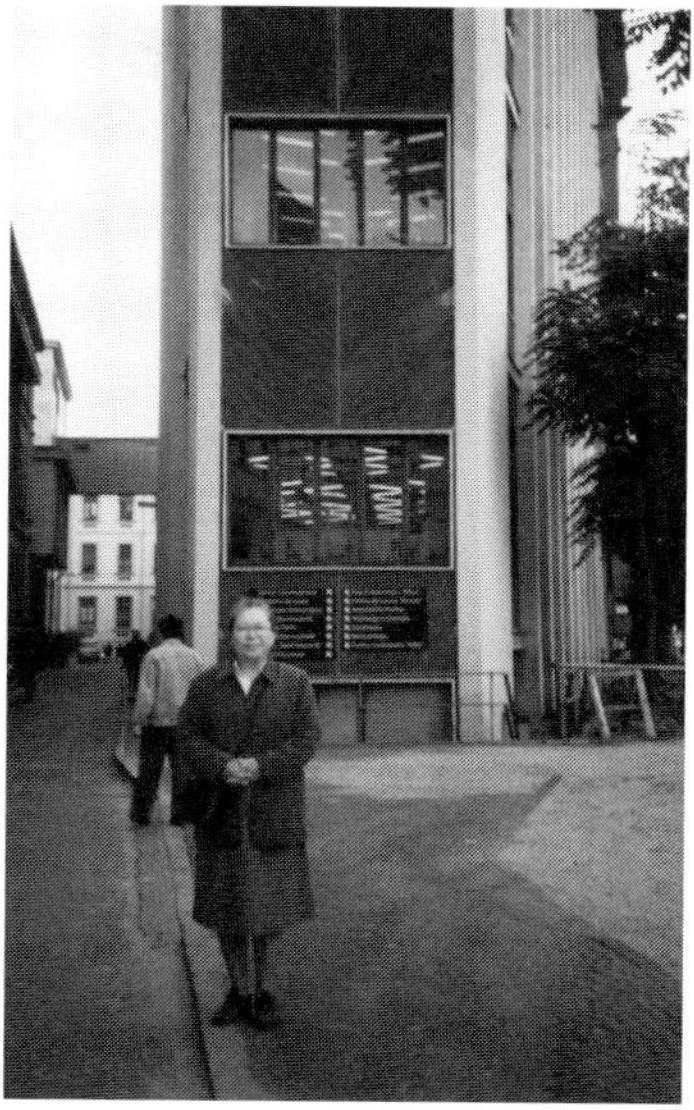

ミラノ大学歯学部

見ました。

歯学部は後から建てたためか、どうということもない建物でした。ここで、歯科治療のための全身麻酔を見ました。治療室では、医師でもなく看護師でもない、でもとてもフットワークのよい麻酔助手という人が静脈路確保、機械出し、術衣を着せることまで行い、大活躍していました。私に歯科助手をしたらどうかと勧めてくれたのも彼でした。術衣を着て、帽子・マスクをつけ、吸引機を持ち、治療の助手をしました。治療はほとんどがアマルガム充塡でした。治療した先生は、「マルコ」と呼ばれていてマスクを取ったらあまりにもイケメンで、さすがの私も見とれて写真を撮るのを忘れたぐらいでした……。

全身麻酔は、アイラインで目を強調していなければ男性と思えるような顔の女医がかけていました。でも仕草は何となく色っぽく、感じがよかったです。残念なことにマルコも麻酔科の女医も英語が全く通じませんでした。

プライベート病院も紹介してもらい、婦人科の手術の麻酔を見ました。ここでは、低流量麻酔をやっていました。麻酔科医は英語はしゃべれないとのことでしたが、私の英語に対して彼はイタリア語で応じ、不思議なことに会話がかみ合っているらしく、英語もイタリア語もわかる外科医から、「イタリア語がわかるのか？　日本語じゃないんだぞ」とからかわれたぐらいでした。ＩＣＵも見学させてもらい、若い医師は英語で説明してくれました。イタリア語はさっぱりわかりませんでしたが、イタリアの研修が一番気が楽でした。

――その後、ミラノから帰途に着くため、飛行機に乗ってワインを一口飲んだ時、「これで日本に帰れるのだ」と思ったら、涙と喜びがこみ上げてきました。

コーヒーブレイク

イタリアの男

イタリアでぜひ見たいというものの1つにヴァチカン市国のシスティーナ礼拝堂にあるミケランジェロの天井画がありました。初めてイタリアに行った40年前は修復中で見ることができませんでした。途中で、燃えるような赤毛で黒い革のジャンパー、スラックス、サングラスを着用し、スタイル抜群の30歳くらいのガブリエラと友達になりました。彼女はイタリア南部の公的機関の役人で法律家でした。ローマには会議で来ていて、その日は休日なのでヴァチカンに来たのです。ヴァチカン宮殿に入るや否や、働いている男たちの目は彼女に釘付けになり、「どこに行くの？」から始まって、「そんなところに行かないで僕とお茶しない？」「ぼくとデートして」（……と聞こえました）等の声が飛び交います。イタリアの男はいい女を見ると必ず声をかけるのが礼儀なのでしょう。

——そういえば、ミラノ空港からホテルにタクシーで行きましたが、運転手も途中、格好いい女性にしばらく見とれて、運転が心配になったくらいでした。

しつこくついて来る男たちをかわして、システィーナ礼拝堂に着きました。明るくはっきりした画面にはミケランジェロもラファイエロもダビンチもいました。ガブリエラは「少し黒くすすけた方がらしく見える」といいました。ミラノの教会にある「最後の晩餐」も修復が終わると、妙に明るく、意外な気がしたことを思い出し、そうかも知れないとうなずきました。ヴァチカンを出て、昼食は歩道に張り出したテラスでとることにしました。私はバッグを足の間に挟んでいましたが、ガブリエラは椅子の背もたれに引っ掛けていました。イギリスにいた時から、背もたれに引っ掛けるのは盗んでくれといわんばかりなので絶対にしてはいけないと注意されていました。食べながら、ガブリエラは今までの男性遍歴を披露して私をうらやましがらせ、挙げ句の果て「イタリア男はマザコンだからだめ！」と切り捨て、今のフランス人の恋人をのろけていました。

——果たせるかな、ガブリエラのバッグは食事が終わったらなくなっていました。彼女は大金を無造作に革ジャンのポケットに入れていたので、大きな被害にはなりませんでした。携帯電話と化粧道具が盗まれたので、一緒に警察に行きました。対応した刑事はイケメンで30歳くらいの様子がいい男性でした。「お前に隙があるから盗まれたんだろう」（……と聞こえました）と厳しい口調でいうと、彼女も負けじと六法全書みたいなもの（……後で彼女から説明を受けた）を持って来させて、「あなたのいうことは間違っている」と噛みつき応戦しました。いい争いが一段落して調書を作り、私の名前も書き込まれているのを確認しました。しかし、さすがにこの刑事は彼女を口説いたりしませんでした。ガブリエラは、「泥棒の多いイタリアの恥ずかしい部分を見せてしまって悲しい」とすっかりしょげていました。

私は10カ月の留学期間中、一度だけ男性から声をかけられました。日本に帰る直前にナポリに旅をした時のことです。ミラノへ帰る列車を待っていて、カンツォーネなどを口ずさんでいたら、男が声をかけてきました。見ると、髪はぼさぼさ、薄汚い感じで、笑った口元は大分歯が抜けていました。彼はカルロスと名乗り、英語で「日本人か？」と訪ねてきました。私がシカトしてもなおも「ぼくとカプチーノを飲まない？」というのです。私は男よけに左の薬指に指輪をしていたのをかざして、「私、結婚しているの」というと、「それはファッションリングで結婚指輪ではない」となおも食いさがります。「名前はなんていうの？　マリー？」――マリーのわけないじゃない。

無視していると、今度は飴を差し出して、「これおいしいよ」と私の手に握らせました。私が「ミラノに帰るから」というとようやく立ち去りました。

五　思い返すと

――ここまで毎日欠かさずつけていた日記をもとに留学記を書いたのですが、体調が優れないことも多く、眠れない日が続いたことや思い出したくもないこともよみがえって、こんな経験二度としたくないという思いに駆られました。

「この大学やあの病院に行かなければならない」「この研究をしなければならない」等という義務に追いまくられるのもつらいでしょう。しかし、「行くも行かないも自由。その代わり行く時は自分で約束を取りつけ、訪問した目的をはっきり述べ、いつからいつまでいたいのかを鮮明にし、何をして欲しいのかをいわなければならない」ということほどつらいものはないと心底思いました。自由ほど高い代価を払わなければならないものはありません。しかも私は、このような自由を経験したことがありませんでした。そして、この時もたらされた自由を謳歌するにはあまりにも準備が不足していました。経験したことがなかったから、予測できなかったというのはいい訳にすぎません。おまけに、「教授」という立場を軽く考え、初めて会う人々に無防備で立ち向かったなんて、無謀としかいいようがありません。偉そうな態度は出さなかったと思いますが、それは裏を返せば権威がないということです。相手にも、尊敬の念を抱いて接するだけの余裕を与えなければなりません。そうでなければ、慇懃無礼なのに素っ気ない対応をされてしまいます。不愉快な出来事は、やはり自分の準備不足が原因だったと猛省しています。——しかし、収穫もありました。

それは、日本の歯科麻酔がすばらしいと心から思えたことです。訪問したそれぞれの大学で歯学部の教授要綱を見せてもらったわけではありませんが、全身管理に関する歯学部、歯科大学での教育の実態はあまり充実しているとは思えませんでした。

歯科麻酔の臨床に関しても、日本の方が安全を確保してきちっとした手順をふんでいます。裏を返すと、私の遭遇したイギリス、オーストリア、イタリアの歯科口腔外科での麻酔の中には、準備が足りない、モニターが貧弱、麻酔の維持・覚醒に配慮が足りない等、ひと口にいうといい加減といわざるを得ないものもありました。これには2つ原因があると思います。1つは、麻酔科医が医師であるため、歯科口腔外科のことが全くわからないので、細かい配慮ができないことです。術野が口の中なので見えないし、興味もないのかもしれませんが、麻酔の維持は治療内容などおかまいなしに吸入麻酔の濃度も変えることなく、人工呼吸器に任せ新聞を読んでいる医師もいました。抜管後の気道の管理なども、お粗末なものがありました。もう1つは、歯科口腔外科の患者は歯科的な疾患以外はほとんど健康なため、適当な麻酔でも大したことが起きないとたかをくっていることです。どんなに施術が小さく、短時間で終了し、患者の危険度が小さくても、「小さな麻酔」というものはないと日本の歯科麻酔科医は知っています。また、日本では日本歯科麻酔学会の活動からもわかるように、学術大会での研究業績の積み重ねが大きく、臨床実績も着々と上がっていました。歯科麻酔認定医制度もしっかりしていると実感できました。今では、専門医、指導医制度も充実していきます。静脈内鎮静法のガイドラインや医科研修のガイドラインも作り、啓発事業も盛んに行われています。

誇りをもてたこと、誇りを失わずに済んだことに感謝したいと思います。

日本歯科麻酔学会総会・学術集会　年次一覧

回数	会　長	会　期	会　場		演題数
第1回	古屋　英毅	昭和48年9月25，26日	千代田区公会堂	東京都	38
第2回	稲本　晃	昭和49年10月30，31日	御堂会館	大阪市	40
第3回	野口　政宏	昭和50年9月24，25日	神奈川歯科大学講堂	神奈川県横須賀市	43
第4回	鈴木　好雄	昭和51年10月17，18日	宮城県医師会館	宮城県仙台市	42
第5回	中久喜　喬	昭和52年10月21，22日	日仏会館ホール	東京都	60
第6回	松浦　英夫	昭和53年10月27，28日	日本生命中之島研修所	大阪市	68
第7回	高北　義彦	昭和54年9月28，29日	東北歯科大学記念講堂	福島県郡山市	78
第8回	大橋　靖	昭和55年10月3，4日	新潟市音楽文化会館	新潟市	78
第9回	西　正勝	昭和56年10月16，17日	九州歯科大学記念講堂	福岡県北九州市	92
第10回	久保田康耶	昭和57年11月25，26日	日経ホール	東京都	89
第11回	新家　昇	昭和58年10月7，8日	札幌市教育文化会館	北海道札幌市	139
第12回	谷津　三雄	昭和59年10月8，9日	日本大学会館	東京都	171
第13回	小長谷九一郎	昭和60年10月24，25日	愛知厚生年金会館	愛知県名古屋市	132
第14回	岡　増一郎	昭和61年10月13，14日	大手門会館	福岡市	152
第15回	雨宮　義弘	昭和62年10月22，23日	横浜市開港記念会館	神奈川県横浜市	163

回数	会　長	会　期	会　場		演題数
第 16 回	東理十三雄	昭和 63 年 9 月 23，24 日	日本歯科大学新潟歯学部	新潟市	149
第 17 回	上田　裕	平成元年 10 月 5，6 日	大阪国際交流センター	大阪市	160
第 18 回	青野　一哉	平成 2 年 10 月 19，20 日	福岡勤労青少年文化センター	福岡市	166
第 19 回	廣瀬伊佐夫	平成 3 年 9 月 26，27 日	松本市市民会館、才能教育会館	長野県松本市	170
第 20 回	金子　譲	平成 4 年 9 月 23，24 日	日本都市センター、全共連ビル	東京都	175
第 21 回	水枝谷　渉	平成 5 年 11 月 4，5 日	鹿児島市民文化ホール	鹿児島市	201
第 22 回	福島　和昭	平成 6 年 10 月 7，8 日	共済ホール、共済サロン	北海道札幌市	151
第 23 回	河原　道夫	平成 7 年 10 月 7，8 日	広島国際会議場	広島市	191
第 24 回	染矢　源治	平成 8 年 10 月 4，5 日	新潟県歯科医師会館	新潟市	175
第 25 回	城　茂治	平成 9 年 10 月 10，11 日	岩手教育会館	岩手県盛岡市	169
第 26 回	大井久美子	平成 10 年 10 月 8，9 日	長崎市市民会館	長崎市	173
第 27 回	吉村　節	平成 11 年 10 月 7，8 日	品川区立総合区民会館きゅりあん	東京都	162
第 28 回	岩月　尚文	平成 12 年 10 月 7，8 日	仙台市民会館	宮城県仙台市	167
第 29 回	池本　清海	平成 13 年 10 月 4，5 日	アクロス福岡	福岡市	160
第 30 回	海野　雅浩	平成 14 年 9 月 20，21 日	学術総合センター	東京都	148
第 31 回	嶋田　昌彦	平成 15 年 9 月 20，21 日	倉敷市芸文館	岡山県倉敷市	172

回数	会　長	会　期	会　場		演題数
第32回	渋谷　鑛	平成16年10月1，2日	笹川記念会館	東京都	168
第33回	椙山　加綱	平成17年10月27，28日	かごしま県民交流センター	鹿児島市	185
第34回	一戸　達也	平成18年10月4～7日	パシフィコ横浜	神奈川県横浜市	113
第35回	仲西　修	平成19年10月4，5日	北九州国際会議場	福岡県北九州市	215
第36回	丹羽　均	平成20年10月9，10日	大阪大学コンベンションセンター	大阪府吹田市	194
第37回	原田　純	平成21年10月9，10日	名古屋国際会議場	愛知県名古屋市	193
第38回	吉田　和市	平成22年10月8，9日	横須賀芸術劇場、産業交流プラザ	神奈川県横須賀市	191
第39回	小谷順一郎	平成23年10月8，9日	神戸国際会議場	兵庫県神戸市	185
第40回	谷口　省吾	平成24年10月5，6日	アクロス福岡	福岡市	195
第41回	長坂　浩	平成25年10月3，4日	新横浜国際ホテル	神奈川県横浜市	182
第42回	佐野　公人	平成26年10月11，12日	日本歯科大学新潟生命歯学部	新潟市	162
第43回	深山　治久	平成27年10月31日・11月1日	学術総合センター	東京都	186
第44回	三浦　美英	平成28年10月29，30日	札幌コンベンションセンター	北海道札幌市	—
第45回	澁谷　徹	平成29年10月14，15日	まつもと市民芸術館	長野県松本市	—
第46回	砂田　勝久	平成30年	奈良春日野国際フォーラム　甍	奈良市	—

国際関連学会学術大会　年次一覧
International Dental Congress on Modern Pain Control
(The International Federation of Dental Anesthesiology Societies [IFDAS])

回数	会長	会期		会場	開催地		
		年度	月日		開催都市	開催国	Society
第1回※1	Antonio Reyes-Guerra	1976年	12月4～6日		モンテカルロ	モナコ	SAAD
第2回※1	Gerald Holden	1979年	7月13～16日	ロイヤルランカスターホテル	ロンドン	イギリス	SAAD
第3回※2	久保田康耶	1982年	10月3～6日	経団連会館	東京	日本	JDSA
第4回	Luigi Baldinelli	1985年	9月18～20日	パラッツォ・デイ・コングレッシ	ボローニャ	イタリア	AINOS
第5回	James Grainger	1988年	5月11～13日		キャンベラ	オーストラリア	ASDA
第6回	Peter Jacobsohn	1991年	5月9～12日		ワシントン D.C.	アメリカ	ADSA
第7回	Wolfgang Jakobs	1994年	9月8～11日		トリーア	ドイツ	BDO
第8回	John Sinclair	1997年	4月1～4日		クライストチャーチ	ニュージーランド	NZSSAD

回数	会長	会期		会場	開催地		
		年度	月日		開催都市	開催国	Society
第9回	Eliezer Kaufman	2000年	5月2～5日	ルネサンスホテル	エルサレム	イスラエル	
第10回	Christopher Holden	2003年	6月5～7日	エジンバラ国際会議場	エジンバラ	イギリス	SAAD
第11回	金子　譲	2006年	10月4～7日	パシフィコ横浜	横浜	日本	JDSA
第12回	Douglas Stewart	2009年	10月14～17日	ゴールドコースト・コンベンション＆エキシビションセンター（GCCEC）	ゴールドコースト	オーストラリア	ASDA
第13回	James Phero	2012年	2月29～3月2日	ザ フェアモント オーキッド	ハワイ	アメリカ	ADSA
第14回	Bilal Al-Nawas	2015年	10月8～10日	インターコンチネンタル　ベルリン	ベルリン	ドイツ	BDO
第15回	一戸　達也	2018年	10月5～7日	奈良春日野国際フォーラム　甍	奈良	日本	JDSA

※1 第1回および第2回は、「国際欧州歯科麻酔会議（International & European Dental Congress on Modern Pain Control）」名義でSAADが開催

※2 The International Federation of Dental Anesthesiology Societies（IFDAS）の設立

Annual Meeting of the Federation of Asian Dental Anesthesiology Societies
（アジア歯科麻酔学会連合［FADAS］学術大会）
（The Federation of Asian Dental Anesthesiology Societies［FADAS］）

回数	会長	会期		会場	開催地		
		年度	月日		開催都市	開催国	Society
第1回※1	金子　譲	2007年	10月3〜4日	北九州国際会議場	北九州	日本	JDSA
第2回	Yesen Zhu	2008年	11月1〜2日	ル・メリディアン シェシャン上海	上海	中国	CSDA
第3回※2	Yeo Gab Kim	2010年	6月27日	ソウル大学校附属病院	ソウル	韓国	KDSA
第4回	福島　和昭	2011年	10月8日	神戸国際会議場	神戸	日本	JDSA
第5回	Li-Xian Xu	2012年	9月15日	西安市国際会議場	西安	中国	CSDA
第6回	Gun-Joo Rhee	2013年	7月14日	ソウル大学校歯科病院	ソウル	韓国	KDSA
第7回	小谷順一郎	2014年	10月11日	日本歯科大学新潟生命歯学部	新潟	日本	JDSA
第8回	Tsai Pung-Fei	2015年	10月16〜17日	台北医学大学および台北市世界貿易センター	台北	台湾	STOMA
第9回	Jiang Hong	2016年	9月24〜26日		上海	中国	CSDA
第10回		2017年				韓国	KDSA
第11回	砂田　勝久	2018年		奈良春日野国際フォーラム　甍	奈良	日本	JDSA

※1 The Federation of Asian Dental Anesthesiology Societies（FADAS）の設立
※2 新型インフルエンザ発生により1年延期

あとがき

本書は歯学部学生を中心に歯科にかかわるすべての人を対象に書いたものです。歯科麻酔って何？　医科の麻酔とどこが違うの？　そもそも歯科医師が全身麻酔をかけてもいいの？　という素朴な疑問をおもちの方々にお答えするために、全身麻酔が発達した歴史と歯科麻酔との関係、おおげさにいうと全身麻酔が誕生し発展していった中で歯科麻酔が果たしてきた役割を明らかにすることを目的として書きました。

基本となったのは、歯学部の学生を対象として作った私の講義ノートです。ノートの基礎は、故久保田康耶先生の講義ノートでした。専門課程の3年生（入学から5年め）で歯科麻酔学を学ぶのですが、私がこの時、久保田先生はイギリスに留学中で講義は雨宮先生から受けたので、久保田先生の講義の様子は窺い知ることはできませんでした。しかも、学生の頃の講義ノートは歯科麻酔学に限らず皆処分してしまい、手元にはありませんでした。

久保田先生は講義の時、大学院生に必ずノートをとらせていました。一九八二年（昭和五十七年）長崎大学歯学部附属病院に赴任して、全身麻酔をかけるだけでなく、学生の講義も受け持つことになった私に、久保田先生は大学院生のとった講義ノートのうち特に優れたものを持たせてくれました。正確にいうと、久保田先生ご自身が作成した講義ノートそのものではありませんでしたが、先生の講義を大学院生が丹念に書いたノートの隅々まで、先生の歯科麻酔に対する情熱がほとばしっているような気がして、どんなに講義の準備をする時、孤独な作業の励みになったか知れません。24回（週に1回、半年で24回の計算と思います）あった講義の表題は変えずに、内容は毎年自分なりに肉づけしました。臨床的なことを理解させるため、あえて基礎的な事項もわかりやすく入れました。当時は歯科麻酔学という講座はありませんでした。口腔外科学の講義や実習時間をもらっての24回（当時は1回100分でした）は、口腔外科の都合でアットランダムに組み込まれ、1週間に4回、時には1日のうち午前に1回、午後に2回講義する時もありましたが、回数については24回にずっとこだわって死守しました。表題についても順番を多少入れ替えましたが、ほとんど変えませんでした。表題は核となると思い、学生に理解してもらおうと必死でした。これだけ真剣に準備して講義したにもかかわらず、卒業生は皆一様に、「先生の授業は面白かったけれど、冗談しか覚えていない」と口を揃えていうのでがっかりです。

歯科麻酔学の担う役割は歯科診療時の患者の安全管理を遂行することです。いかに快適で安全に歯科診療を行えるかは、麻酔から学ぶ知識と技術がものをいいます。

究極的には、心肺蘇生法を身につけさせることといっても過言ではありません。また、痛みに関しても麻酔科医はコントロールする役割を担っているので、ペインクリニックも講義しました。後年、カリキュラム改正で統合科目というのが新設されたのをきっかけに、歯科麻酔に関連して「痛み」「心身歯学」「障害者歯科学」「高齢者歯科学」「睡眠」「摂食・嚥下」などを立ち上げました。それらについては本書ではあまり触れていません。

本書は歯科麻酔に対する真面目な気持ちを書きましたが、教科書ではないのをいいことに所々脱線しました。また、（学生に講義はしませんでしたが）歯科麻酔の業務の延長線上に、摂食・嚥下や医療安全を見すえ、長崎大学病院で展開した一端を紹介しました。これからの超高齢社会に向けて、歯科医師に期待される業務は広がっていく傾向にあります。物事を損得勘定で決めるのもいかがなものかと思いますが、「歯科麻酔を学ぶとこんなにもお得ですよ」と声を大にいいたいと思います。

また、思いがけず留学記を書くことができて、うれしく思っています。留学の目的は、これから入局するであろう大学院生や、あわよくば自分の研究のヒントをもらうためなど虫のいいことばかり考えていました。しかし、実際そううまくはいきませんでした。そこで、今後私の教室の医局員が留学する時の留学先を開拓するという目的に変更しました。しかし、後に続くはずのイギリス、オーストリア、イタリアへの留学を希望する医局員は皆無で、うまくいったとはいえませんでした。つくづく自分の甘さ加減にあきれはてた次第です。最大の失敗はパソコンを持って行かなかったことでした。留学したからにはその国にどっぷり浸かって、日本とは距離をもちたいなど、生意気にも考えていました。それは無謀ともいうべき暴挙でした。イギリスでは一番早い通信手段はファックスでしたが、案外たくさん真夜中に日本から送られてきて、睡眠が妨げられました。そのくせ、私が連絡をとりたい時には、ファックスでは思うような早い反応が得られませんでした。それでもイギリスにいた時は、家族以外の手紙や連絡が来ましたが、オーストリアやイタリアではファックスも持たなかったせいか、ぱたっと日本からの情報は来なくなりました。これが、ますます孤立感を深めた原因でした。

しかし、良いこともありました。それは、歯科麻酔の仕事に誇りをもてたことでした。

本書の出版を強く勧めて頂き、また、たくさんのご助言ご配慮をいただいた一般財団法人口腔保健協会の担当者に心から感謝申し上げます。

文献（出典）

（1）藍　稔：歯と噛み合わせの物語、２３９、口腔保健協会、東京、二〇一三
（2）北原哲夫ほか：実地医科のための麻酔　第四版、南山堂、東京、一九七一
（3）海野昌浩監：歯科麻酔の正しい知識、２５、６０、６２、６３、８１、口腔保健協会、東京、二〇〇八
（4）古屋英毅ほか編：歯科麻酔学　第六版、３３７、医歯薬出版、東京、二〇〇三
（5）真島英信：生理学　改訂一七版、２７９、文光堂、東京、一九八四
（6）金子　譲監：歯科麻酔学　第七版、２２、医歯薬出版、東京、二〇一一
（7）大井久美子ほか編：歯科医師のためのモニタリング、１８、２１、２２、口腔保健協会、東京、二〇〇四
（8）大井久美子ほか編：嚥下障害への対応と危機管理、２、口腔保健協会、東京、二〇〇三

参考図書

山本　亨：麻酔学　第七版、１２８、医学書院、東京、一九九二
藤島一郎：脳卒中の摂食・嚥下障害　第二版、２４、医歯薬出版、東京、一九九八
R O Cummins et al : Improving survival from sudden cardiac arrest : the "chain of survival" concept. A statement for health professionals from the Advanced Cardiac Life Support Subcommittee and the Emergency Cardiac Care Committee, American Heart Association, Circulation, 1832～1847, 1991
中島和江ほか：ヘルスケアリスクマネジメント、１０１、医学書院、東京、二〇〇〇

その他

一般社団法人　日本歯科麻酔学会　http://kokuhoken.net/jdsa/

ｇｏｏヘルスケア　http://health.goo.ne.jp/medical/body/jin021（2016.11.7参照）

高久史麿ほか監修：六訂版家庭医学大全科、法研、東京、二〇一〇

ナースフル　https://nurseful.jp/career/nursefulshikkanbetsu/pulmonology/section_0_01/（2016.11.7参照）

ハローキティの早引き呼吸器疾患ハンドブック、ナツメ社、東京、二〇〇九

公益社団法人　日本麻酔科学会　http://anesth.or.jp/

日本光電　http://www.nihonkohden.co.jp/iryo/products/examroomsys/gateway/ecs1000.html（2016.11.7参照）

コニカミノルタヘルスケア　http://www.konicaminolta.jp/healthcare/knowledge/details/principle.html

コニカミノルタ　パルスオキシメーター知恵袋（2016.11.7参照）

ナースプレス　https://nursepress.jp/212091（2016.11.7参照）

松本幸枝：特集「訴え　症状から悪化を見抜く！　心不全と呼吸不全のアセスメント」、ナース専科、11月号：４１、二〇一四

口腔ケア文献―８０２０推進財団　http://www.8020zaidan.or.jp/reseach/care.html

OH ブックス 15

知ると得する歯科麻酔
―ようこそ！　歯科麻酔の世界へ―

2017 年 1 月 15 日　初版 1 刷発行

著　者　大井久美子

発　行　一般財団法人 口腔保健協会

〒170-0003　東京都豊島区駒込 1-43-9
電話　(03) 3947-8301
振替　00130-6-9297
http://www.kokuhoken.or.jp/

印　刷　三報社印刷

製　本　愛千製本

乱丁・落丁の際はお取り替えいたします.

ISBN978-4-89605-328-9